CREE

CREE

Mary Luz Bermúdez

Número de Control de la Biblioteca del Congreso de EE. UU.:   2014900871
ISBN: Tapa Dura   978-1-4633-7740-3
                       Tapa Blanda   978-1-4633-7739-7
                       Libro Electrónico   978-1-4633-7738-0

Este libro fue impreso en los Estados Unidos de América.

Fecha de revisión: 03/02/2014

Para realizar pedidos de este libro, contacte con:
Palibrio LLC
1663 Liberty Drive
Suite 200
Bloomington, IN 47403
Gratis desde EE. UU. al 877.407.5847
Gratis desde México al 01.800.288.2243
Gratis desde España al 900.866.949
Desde otro país al +1.812.671.9757
Fax: 01.812.355.1576
ventas@palibrio.com
506695

ÍNDICE

Cuando Recuerdes Entonces ocurrirá el Encuentro

Believe!!!!

Quieres saber del origen de la enfermedad, los misterios de la humanidad y mucho más? Lee este libro y descubrirás lo que la ciencia no puede explicar.

PROLOGO

Aunque soy admiradora de Albert Einstein, quien dijo que la imaginación es más importante que el conocimiento, lo que está aquí escrito no es producto de mi imaginación, pues en esta vida mi imaginación no ha llegado a tanto como quisiera.

Yo simplemente, soy parte del canal por donde ha cruzado esta información y para ser más exacta el canal que se ha utilizado para que llegue este conocimiento al mundo.

En este libro encontraras respuestas a preguntas que la ciencia no puede contestar, abrirás puertas al entendimiento del porque de tu existencia, de las causas de las enfermedades, liberaras tu mente de la duda de lo que nos han dicho que es ficción o leyenda y te darás permiso de viajar en la máquina del tiempo que ya está instalada en ti y que no sabías que tenias.

Los autores en realidad son los invisibles, que me pidieron ser llamados de esta forma, aunque todos tienen nombres.

También hago mi especial reconocimiento a mi gran hermana fraternal, Janny Chávez una clienta que llego a mí, porque así tenía que ser, por coincidencia y reencuentro, un regalo cósmico que llego a mi oficina por causalidad.

Ella descubrió en el transcurso de sus sesiones hipnóticas que era médium, ella es el canal por donde ha cruzado la luz.

Por medio de ella, utilizando su talento psíquico de médium se obtuvo toda la información que he decidido revelar al mundo, con el objetivo de que la humanidad sepa de que somos mucho más que una raza que ha pisado la Tierra, que no estamos solos y que debemos creer para poder permitir que ocurra el encuentro.

Aunque las cosas están como debieran, así no lo podamos entender, urge que sepamos nuestros orígenes divinos para así poder avanzar en nuestra misión de volver a casa, a la luz.

El conocimiento es infinito como infinito es nuestro poder, es tiempo de que la humanidad lo sepa.

Así que como dije en mi anterior libro SANA:

Abre tu mente y tu corazón para que la luz entre.

Que empiece la aventura!

CREE! BELIEVE!

DEDICATORIA

Dedico estas letras a todo aquel que desee ampliar la perspectiva que tiene del universo, a quien esté dispuesto a ver más allá de las limitaciones de esta dimensión, a cualquiera que desee abrir una puerta al infinito de posibilidades que existe.

A aquel, que haya decidido ampliar sus horizontes y esté dispuesto a descubrir la inmensidad que le rodea. A los que estén preparados para abrir las puertas de lo que hasta ahora ha sido considerado ciencia ficción y encuentren que la ficción era vivir en una caja limitada y se quieran salir de esa caja.

A quienes por lo menos tienen una pequeña semilla de duda de la existencia de otros mundos y otras formas de vida.

En fin, a quien pueda considerar la posibilidad de entender que no estamos solos y hay hermanos de otras galaxias y dimensiones esperando por encontrarse con nosotros.

INTRODUCCION

Cuando somos niños tenemos nuestra mente abierta, fresca a recibir cuanta información nos encontramos por el camino.

No existen los prejuicios, ni la posibilidad de dudar de lo que vamos descubriendo; esta disposición mental nos abre puertas al infinito, sin ningún tipo de restricción que nos limite a absorber el conocimiento del maravilloso universo en el que habitamos.

Esto se debe a que estamos recién llegados del mundo espiritual, por lo tanto, todo es posible!

Pero a medida que pasan los años, la sociedad, las costumbres, la cultura, los miedos de otros inculcados en nuestra mente infantil, fisura nuestra inocencia. Nos invitan a alejarnos del mundo espiritual y a apegarnos más al mundo físico y nuestra alma aunque nos grita, ya difícilmente la escuchamos…. ha entrado la incredulidad.

Aunque el título del libro es una invitación abierta a que creas y personalmente nada me daría más gusto que sucediera; ya que con cada persona que crea, nos estaremos acercando mas al despertar de la humanidad, de este largo y profundo sueño en el que vivimos, que nos hace percibir solamente la dimensión del 1% de la inmensa realidad que existe en otras dimensiones donde está el 99 %, estoy consciente de que hay muchos factores que determinan ese despertar; entre ellos, el grado de evolución de las almas, lo dispuesto que estés al despertar y por supuesto el derecho divino que te dio el creador, tu libre albedrio (el derecho a elegir).

También estoy consciente, de que mi trabajo es darte el mensaje, lo que hagas tu con la información es asunto tuyo. Así que de este libro, toma lo que consideres que necesites, se adapte a tu filosofía de vida, te ayude a tu crecimiento espiritual y personal, el resto deséchalo.

Por lo tanto, dicho esto, con mucho amor, emito las siguientes palabras que espero sean bien interpretadas.

Tengo un mensaje para ti, pero depende de ti lo que hagas con este mensaje, lo puedes interpretar como lo que es un tesoro o ponerlo en la basura, la decisión es tuya.

"El que quiera creer que crea; y el que quiera negarse a creer, que no crea".

Cree! Believe!

Mentiría si dijera que dude en algún momento en publicar esta información, decir lo que pienso y compartir lo que aprendo me sale natural, nunca he tenido miedo de ser, ni de dejar ser y de promover que seas.

Tampoco tengo miedo de expresar mi sentir, así sepa que a otros no les va a gustar. Admito, que hay momentos en los que se debe callar y momentos perfectos para hablar.

Como también entiendo que debo respetar la opinión, el sentir y el creer de otros.

Debo decir también que mentiría si les dijera, que es fácil de decir lo que estoy a punto de decir, por la sencilla razón de que esta información es bastante difícil de digerir para muchos, para otros imposible, loco, descabellado e increíble; y para otros muchos, simplemente es la confirmación de lo que su alma siempre ha sabido y fácilmente reconocen como cierto.

Ahora bien, me pregunto si ciertas obras famosas clasificadas como ciencia ficción; son ciencia ficción o es que los escritores prefirieron clasificar sus libros como ciencia ficción, para evitar que los llamaran locos, desadaptados, enfermos, blasfemos o con suerte que hubieran encajado con una de las descripciones de enfermedad mental del DSM V. (Manual Diagnóstico y Estadístico de los trastornos mentales).

Julio Verne se imagino todo lo que escribió en sus libros? Walt Disney también se imagino a campanita y todos los personajes de sus historias? estaba fantaseando J.K. Rowling, autora de Harry Potter cuando escribió esta historia? estaba tal vez alucinando J.R.R. Tolkien cuando escribió El hobbit y El señor de los anillos?

Bueno, yo no sé la respuesta a esto. Que si estoy preparada para lo que se diga de mi y del libro? tampoco lo sé, lo averiguare después.

Pero lo que sí sé y reconozco humildemente, es que va a ser todo un reto, escuchar la lluvia de comentarios y controversia que va a causar la información que proporciono en este libro a mis lectores.

Me siento realmente privilegiada y agradecida al haber sido elegida para hacer este trabajo, de hecho viene a mi memoria una fantástica frase que escuche alguna vez que resume mis sentimientos en este momento.

Fe, es desafiar el alma, a ir más allá, de lo que los ojos pueden ver.

Sé que hay una razón divina por la cual se me ha encargado este trabajo y tengo fe, que va llegar a quienes necesitan esta información.

Así que, cualquiera que sea el resultado, aquí está el mensaje con todo el amor que mi alma siente por Dios, la humanidad y el universo. Al igual que en mi anterior libro cada vez que nombre a Dios me estoy refiriendo a cualquiera que sea la idea que tu tengas de Dios.

PRESENTACION DE LOS INVISIBLES

Autores: Los invisibles

Joel: El Ángel

La dama 1: Betsabeth o Matsbeth

El anciano sabio: (no dijo su nombre)

Amed (Abraham): El habitante de la luna

Un sonido impronunciable: La sirena

Ergus: El centauro

Lia: El hada

Yaya, Yuyu, Yeyo: Los serafines

Los cazadores de almas: pequeños seres de otra dimensión

La dama 2: Lia

Carlson: un visitante desencarnado en mi oficina

...-: El habitante del planeta 3'450.000 puntos 303 guiones

Ms. Ginot: La bruja de la dimensión 5 al revés

Janny Chávez: La Médium (el canal por donde cruza la luz)

Mary Luz Bermúdez: La escritora

Todo lo que ha quedado plasmado sobre la Tierra, es porque ha caminado sobre la Tierra. (Ergus)

Esto quiere decir: que de todo lo que ha quedado record en libros, historias, dibujos, "leyendas", cuentos, imágenes, arte etc. Es porque ha caminado sobre la tierra y no dije existido, porque aun existen en esta y en otras dimensiones.

Desde que el mundo es mundo y los humanos lo han habitado, su poder de creación ha sido utilizado. Lo citado en los libros como por ejemplo la mitología Griega, no es el producto de la imaginación de una mente o mentes brillantes, es simplemente el record que existe claro del gran poder de creación de los humanos. (Ergus)

COMO LLEGO JOEL A MI VIDA

Joel: El ángel

Aunque escuche muchas veces hablar de los ángeles desde mi infancia, nunca me interese por ellos; sin embargo, ya que mi crianza fue católica me aprendí la oración del ángel de mi guarda y a pesar de que nunca he sido religiosa, siempre he creído en Dios y por costumbre católica estaba acostumbrada a rezar; por lo tanto incluía en mis oraciones el ángel de mi guarda como protección.

Pero nunca me interese por saber más de los ángeles, de hecho cuando iba a la librería y me encontraba algún libro de ángeles lo medio miraba y lo dejaba a un lado, no llamaba mi atención, prefería la metafísica, astrología, esoterismo, numerología, nueva era, etc. Pero nunca nada de literatura sobre los ángeles.

Así que hablar de ángeles no era algo común en mi vida.

En mi trabajo como hipnotista, empecé a escuchar relatos que me contaban mis clientes después de la sesión de hipnosis, diciendo que habían sentido la presencia de alguien que los guiaba o de alguien aparte de mi y de ellos que estaba presente mientras ellos estaban en trance.

En otra ocasión una señora reporto que se le había aliviado el intenso dolor que había sentido en uno de sus pies cuando estaba en trance, al sentir una sensación calientita en su pie.

Yo no entendía a que se refería con la sensación calientita, al indagarle pidiéndole que fuera más específica, dijo: es que no se explicarlo, como una corriente suave, una energía que me alivio.

Sutilmente cambie el tema y continúe con otro tema al verla confundida, yo también lo estaba, no sabía de que me hablaba.

Otros me decían que habían sentido una presencia de alguien que estaba en la cabecera de la silla, o al lado izquierdo de ellos.

Yo simplemente registraba lo que me reportaban en mis notas de progreso, pero no ahondaba en el asunto.

Hasta que un día, llego una clienta muy especial llamada Clara Uribe, que fue la primera persona que me informo que yo tenía alguien que me auxiliaba, algo así como un ayudante (yo más bien diría que la ayudante soy yo), me dijo: como se veía, quien era y hasta como se llamaba.

Clara dijo bajo trance hipnótico: es alto, grandísimo, tiene el pelo blanco y largo, lo veo con una túnica blanca, está al lado izquierdo mío, se llama Joel.

Dice que está muy orgulloso de ti y te felicita por tu trabajo.

Yo me quede en shock, sentía una especie de alegría, confusión, asombro, mi corazón latía aceleradamente, atine a decirle, quien es?

Clara dijo: es un ángel. Dice que te conoce desde hace mucho tiempo, hay otros ángeles aquí, te están aplaudiendo, dicen que lo estás haciendo muy bien.

Yo empecé a llorar de alegría, aunque estaba muy confundida, también me encontraba muy feliz de recibir semejante cumplido y apoyo. Siempre se siente bonito escuchar que alguien está contento con tu trabajo y te dice que lo estás haciendo bien, pero te imaginas que te lo diga un coro de ángeles? pues que les puedo decir, no sé explicar lo que sentí.

Bueno, me imagino que ya algunos estarán pensando: Mary Luz ha enloquecido, ya hasta cree que los ángeles le hablan; otros, se, que saben que esto no es nada descabellado.

Para los que piensen que he enloquecido y quieran de pronto cerrar el libro, los invito que solo por curiosidad sigan leyendo, lo que dice esta loquilla, créanme esto se pone más interesante todavía.

Para los que saben de la existencia de los ángeles, se que su corazón les dice que hay una información muy importante que deben saber.

Al despedir a mi cliente yo no sabía si cobrarle por la sesión o más bien pagarle a ella, sentía como que flotaba, dure varios días así, como sin digerir el asunto.

Yo me preguntaba que había hecho yo para merecer semejante privilegio y seguí así de confundida y alegre por un largo tiempo.

Siguieron pasando los meses, yo simplemente agradecía a mi ángel por acompañarme y ayudarme o más bien permitirme ayudarle.

Con el paso del tiempo, poco a poco, fui olvidando, ahora tenía la certeza de que existían los ángeles, me sentía bendecida por el honor de trabajar para uno de ellos, pero el tiempo paso... y fui como olvidando el asunto.

EL REENCUENTRO
DE DOS ALMAS

El reencuentro con Janny:

Fui olvidando el asunto del ángel, hasta que el 02-21-12 llego Janny Chávez a mi oficina, una mujer amable de muy buenos modales, de rasgos físicos bonitos, un poco pasada de peso, piel blanca, cabello negro largo, ojos grandes bonitos.

Denotaba mucha tristeza, estaba toda vestida de negro de pies a cabeza, me dijo que jamás había oído de la hipnosis pero que me encontró en el internet y que le gustaría probar, ya que se sentía muy mal, había ido a muchos Psicólogos, consejeros, psiquiatras y otros profesionales de salud mental y ella simplemente no veía resultados, cada vez iba más de mal en peor.

Reporto, que había sido diagnosticada previamente, con depresión severa, ansiedad, miedos y entre otras cosas hacia más de 10 años que no se miraba en un espejo. Señalo, que no tenía ni idea como se veía, textualmente dijo: la última vez que me vi, observe a una gorda, una obesa, con una imagen distorsiona; caí en depresión y ya no me pude volver a mirar, no sé, como luzco ahora … han pasado 10 años.

Janny también reporto, que había organizado su vida de tal forma que pudiera vivir aislada del mundo, trabajaba por internet con importaciones, se relacionaba muy poco con el sexo opuesto y evitaba al máximo salir a la calle.

Me comento que se bañaba con ropa interior y con una camiseta para no ver su cuerpo, en su casa no habían espejos y si salía que era muy de vez en cuando, evitaba a toda costa cualquier espejo.

También dijo que dormía demasiado, ya que consideraba que escapaba de sus dolencias emocionales y de su profunda tristeza durmiendo de mas.

Le pregunte de su historia familiar, me conto, que tenía mala relación con su padre, el cual era alcohólico, la abusaba verbal y emocionalmente, pero que por más que él, la abusaba, ella siempre tenía la tendencia a protegerlo y cuidarlo.

La relación con la madre era mejor, aunque desde niña la criticaba exigiéndole estándares de belleza física y por eso ahora piensa que su rostro es deforme y feo y no se perdona que haya deformado su cara por la gordura, por lo tanto no acepta su cara ni su cuerpo y ni siquiera se atreve a mirarse.

Me conto, que tiene un hermano menor con el que se lleva muy bien y otro mayor con el que no tiene una buena relación.

Luego de haber tomado toda su historia familiar y clínica, de haber hecho una evaluación del caso y de seguir todo el protocolo de mi practica, procedí a explicarle, de que se trataba la hipnosis. Le di espacio para que hiciera preguntas acerca de la hipnosis, al cabo de un rato, estábamos listas para hacer la primera sesión de hipnosis.

En la primera sesión de hipnosis, siempre acostumbro con todos mis clientes establecer un lugar seguro a nivel mental, ya que la persona puede viajar a este lugar, cada vez que lo necesite; puesto que a medida que van progresando las sesiones se recuerdan eventos traumáticos y para evitar sufrimiento se le puede indicar a la persona que viaje a su lugar seguro sacándola así de sufrimiento innecesario; allí viajan para descansar y encontrar paz después de recordar eventos dolorosos.

Así que, empecé la inducción hipnótica para que Janny encontrara su lugar seguro.

Pero, para mi sorpresa, ella no me dio oportunidad de que esto sucediera, ya que inmediatamente que entro en trance, se fue en automático a una vida pasada.

Hare un paréntesis aquí para explicar esto.

Cuando se trabaja con hipnosis estás haciendo una intervención profunda para encontrar la raíz de los problemas de lo que hay que corregir, lo voy a explicar como yo lo veo y entiendo.

Hipnosis:

Hipno= viene de la palabra griega, hypnos que significa sueño.

sis= sufijo que significa acción, proceso o resultado de… o estado irregular.

Por lo tanto el concepto de hipnosis sería: un proceso o resultado irregular de adormecimiento.

Esto es lo que encontraras en el diccionario y en mucha otra literatura, pero para mí es exactamente lo opuesto.

Tomare prestada esta frase para empezar la explicación de lo que yo entiendo que es el proceso de hipnosis:

Cuando estas dormido estas despierto, cuando estas despierto estas dormido.

Como yo entiendo la hipnosis es así:

Cuando tenemos todos nuestros 5 sentros a merced de la percepción de esta dimensión lo que llamarían estado consciente, en verdad estas dormido; pues estas entregado a la diminuta realidad que te pueden proveer tus sentidos físicos. Pero cuando acallas el ruido mental y de percepción limitada de tus sentidos de este mundo físico, entras en un estado de hipnosis, rompes la barrera de esta diminuta realidad y cruzas un puente que te lleva a mundos superiores a donde verdaderamente perteneces, entonces, es ahí, cuando te despiertas! ya no estás solamente conectado y a merced de este mundo físico, estas conectado al recurso divino de la luz, a la fuente de donde verdaderamente venimos.

En consecuencia, recuerdas verdaderamente quien eres, de dónde vienes, de que estas hecho y a qué viniste.

Así que para mí, que, la explicación de la palabra hypno (sueño) es simplemente la descripción de lo que muchos veían y ven por fuera que está ocurriendo con el hipnotizado, en otras palabras más o menos lo que se hace con la medicina alópata o científica, es una explicación de lo que se puede ver a nivel físico, pero con la limitación de lo físico, irnos más allá de lo que pueden percibir los sentidos físicos, es abrir puertas para poder explicar lo que hasta ahora ha sido inexplicable.

Recuerdo un profesor en la facultad de psicología que decía:

El que cierra la mente ya está perdido.

Yo le añadiría otro pedacito, el que mantiene la mente abierta encuentra el infinito, el que cierra la mente ya está perdido.

Ahora bien, yo considero que cuando se hace una intervención con hipnosis el proceso y resultado es matemático, no existe posibilidad de error, la medicina es una ciencia inexacta, en hipnosis no hay posibilidad de error, por una simple razón:

Cuando trabajas con herramientas del mundo físico y en esta dimensión física, siempre abra un margen de error. Cuando trabajas con el espíritu, no existe ese margen de error, porque en el mundo de el espíritu no existe el error, la imperfección esta aquí en el mundo físico.

Muchas veces en mi practica, me he encontrado con gente que no cree en la reencarnación, pero que quieren experimentar la hipnosis, porque saben que la hipnosis les puede ayudar.

Otros, han tratado de todo y ya están desesperados y aunque no creen firmemente en que los puede ayudar la hipnosis y/o la regresión a vidas pasadas, lo quieren intentar.

Con algunos clientes luego de haber evaluado el caso, me doy cuenta inmediatamente, que se requiere trabajar con regresión.

Con otros, descubro por el camino de las sesiones que se debe incluir regresión; pero con otros, he planeado previamente una sesión de hipnosis sin pretender hacer una regresión y sencillamente me dejan callada, por que se van en automático a una vida pasada, porque allá es donde se tienen que ir, esto indica que la raíz del problema está allí, en una vida pasada.

Para los que no creen en la reencarnación y han tenido una regresión espontanea, he encontrado muchas reacciones después de la experiencia.

Unos empiezan a creer en la reencarnación, porque simplemente acaban de experimentarlo. Otros, se quedan con la mirada perdida, como tratando de encontrar una explicación más racional, lógica y aceptable para su propia mente de lo que acaba de suceder. Algunos me han dicho:

Que fue eso Mary Luz? y empiezan a hacer una serie de preguntas para lograr entender lo que sucedió.

Otros, simplemente se niegan a creer y le dan la explicación que más se acomode, a su escala de creencias y valores.

Muchos de ellos regresan habiendo investigado en el internet y/o en libros; fechas exactas, nombres, modas, vivienda, costumbres de la época... en fin evidencia completa y precisa que consiguen, después de haber hecho un estudio riguroso, de lo que vieron en su, o, sus vidas pasadas, me reportan que están impresionados, de la exactitud de la información que coincide con su experiencia en la regresión.

También me han reportado, en algunos de estos casos, que cuando han sido personajes importantes, o han compartido con personajes importantes o presenciado eventos cruciales de la historia de la humanidad, no encuentran en algunos de los casos, la información en los registros históricos de detalles de los personajes de la historia.

Ejemplo: cómo fallecieron, o como termino la historia, o detalles que no se mencionan en los libros, porque simplemente no se supieron esos detalles o hechos, o por alguna otra razón no están registrado en los libros o biografías.

Pero descubren con sorpresa que en la regresión, la persona si sabe, el final de la historia y/o los detalles, que puede dar con exactitud y concuerda con el hilo de donde se perdió la información en los libros de historia; ya que fue el personaje, o estuvo en ese momento histórico, estos son casos de regresiones a vidas pasadas, validados por la propia persona, habiéndolo cotejado con lo que ya está escrito en la historia.

Janny, fue uno de esos casos, donde se fue en automático desde la primera sesión a una vida pasada, ya que ella no me dio oportunidad de crear un lugar seguro en la primera sesión, sino que ella se fue directo, sin más antesalas a donde se tenía que ir... a una vida pasada asociada con el problema que estaba experimentando.

APRENDIENDO Y SANANDO A TRAVES DE LA EXPERIENCIA

Nota:

En este capítulo no se relatan minuciosamente todos los detalles de algunas de las vidas pasadas de Janny, puesto que no es necesario para la comprensión del mensaje, así que me limitare a mencionar datos importantes de las regresiones de Janny, que tengan como objetivo dar el mensaje del aprendizaje de esa reencarnación en particular, para que nos quedemos con la sabiduría de cada mensaje.

Sin embargo, más adelante, en algunas de sus regresiones, si, se hace necesario relatar minuciosamente cada detalle, pues esto facilita la comprensión de lo que sucedió.

Además notaran en el transcurso del libro, que no se especifican en todo momento, mis intervenciones en el momento que le hago preguntas a Janny, se debe asumir que la información que se obtiene, es consecuencia de mis preguntas y el relato propio de lo que Janny experimenta, solo en casos necesarios para mejorar la comprensión de la lectura, se expresaran los momentos exactos, en los que hago preguntas.

Toda esta información esta, textualmente escrita como se recibió, quedo grabada y escrita por mi mano en el momento en que sucedió.

México 1520 me llamo Chilo, soy un indígena azteca, guardia del rey.

Soy muy joven, trabajo en una isla observando que no lleguen invasores, me la paso observando alrededor, todo el día.

Hay un Español llamado Josué, es un soldado que me maltrata horriblemente, me insulta, se burla de mí, me ofende me humilla en frente de todos los otros soldados e indios.

Me abusa horriblemente, física y verbalmente, me escupe y luego de golpearme me encierra en un calabozo.

Me sobaja por ser indio, me golpea… siento que lo odio.

Yo (Mary Luz) le doy una instrucción de que observe a Josué a la cara y me diga si lo reconoce.

Janny dice: si, lo reconozco, es mi padre actualmente.

Janny continua:

Me la paso todo el día muy atento, trabajando observando, que no lleguen invasores. Debo cuidar a alguien.

Mary Luz: a quien cuidas?

Janny: no puedo decir, es un secreto.

Mary Luz: pero dime a quien cuidas, no te preocupes puedes confiar en mí.

Janny: no puedo, mi vida depende de que no lo cuente es un personaje muy importante.

Por ser la primera sesión decidí hacerla corta, además que había sido muy intensa con los golpes y abusos que había recibido de Josué, considere que era mejor ir despacio.

Al terminar la sesión simplemente le informe a Janny que había tenido una regresión espontanea, que usualmente sucede esto porque es allí donde se tiene que trabajar; que la situación por la que estaba pasando estaba conectada a vidas pasadas.

Ella muy colaboradora con su proceso, me dijo que estaba bien que ella se dejaba guiar para poder lograr mejorar, e hicimos una cita para una semana después.

Pero para mi sorpresa, recibí una llamada de Janny al día siguiente pidiéndome que si fuera posible verme antes, pues quería adelantar trabajo en su proceso, yo, le di una cita para el día siguiente.

Al llegar Janny, me dijo que estaba muy emocionada con los resultados de la primera sesión. Pues increíblemente había sentido cambios y que se sentía más animada.

Además me confesó un poco apenada, que ella había quedado muy impresionada con la regresión, pero que aunque desde chica había oído hablar a su madre de la reencarnación, su mente era escéptica a este tema, por lo tanto se había dado a la tarea de investigar acerca de lo que ella había visto y experimentado en su regresión.

Me comento que había podido confirmar que el nombre de Chilo era un nombre Mazahua, que la fecha que ella había dado era exacta a la fecha en la que había ocurrido la época de la conquista y que muchos de los detalles que ella había experimentado coincidían con lo que relataba la historia.

Yo solo le dije: si, no te preocupes, yo entiendo, esto no es fácil de digerir date tu tiempo e investiga.

Yo, ya estoy muy familiarizada con lo del escepticismo de la gente y de hecho me he vuelto experta en lidiar con el asunto, así que, no le preste mucha atención, a su escepticismo, más bien estaba pensando: wow uno de esos casos especiales donde hay resultados desde la primera sesión, que bien!

Me alegre por ella y me sentí feliz de poder ayudar, tome notas de progreso basado en su reporte de como se sentía, sin imaginar lo que estaba a punto de ocurrir en la segunda sesión.

Janny entro rápidamente en un estado de hipnosis profundo…..

Y luego de darle la instrucción de que dejara fluir lo que tenía en su mente dijo:

Debo trabajar con mis emociones, tengo que resolver esa existencia donde fui Chilo.

Luego de una pequeña pausa empezó a hablar con furia:

Los conquistadores de todo América han subyugado a los Aztecas, a los Mazahuas, a todo el valle de México.

Josué, tiene maldad en su corazón, no pertenece a mi grupo de almas. El apego es carnal. Lo libero, lo exonero, lo perdono, por lo que me hizo, porque yo soy otra, tengo respeto por los seres humanos.

Se detuvo por un momento, hubo una pausa donde yo entendí que no debía intervenir y la acompañe en su silencio.

Luego de esta pausa, empezó a hablar muy calmadamente….

Es el aquí y el ahora, es la reencarnación precisa, para mi trabajo intelectual y espiritual, mi conciencia se abre a otras dimensiones, lo que importa son los lazos de amor.

Luego nuevamente se detuvo por un momento y dijo:

Hay alguien más aquí, con nosotras.

Mary Luz: como así, no entiendo, de que hablas?

Janny: es una presencia al lado izquierdo mío.

Janny, hace un ademan con su mano derecha y me muestra al lado izquierdo, señalando donde esta lo que ella percibe e inmediatamente me lo describe:

Es alto, muy alto, grandísimo! viste una túnica blanca larga que le arrastra, tiene cabello largo, blanco. Es un ángel, Mary Luz! se llama.....

Janny, hace esfuerzo por decir el nombre, como si no entendiera bien lo que le dicen y menciona el nombre Yonvel, pero corrige inmediatamente, no, no es Yonvel, es Joel, se llama Joel.

Yo me quede impresionada, era la segunda vez que alguien me hablaba de él, con la descripción exacta que me había dado anteriormente Clara, todos los datos coincidían perfecto.

Sentí una emoción indescriptible, estaba inmensamente feliz pero un poco confundida no sabía que decir.. sorprendida dije: Joel!

> Nota:
>
> En este fragmento como en otros más adelante hay algunas frases entrecortadas, que hacen sentido pero no tienen redacción perfecta, ya que fueron escritas exactamente como Janny las dijo.

Janny dijo:

Mary Luz guíame. Yo te acompaño en nuestro viaje de ambos lazos de amor.

Eres una maestra, lo que pedí se me concedió y la cristalización de eso, eres tú, yo te necesitaba a ti.

Debes estar lista para recibir conocimiento que no es humano, es de otra dimensión. Este año, esta temporada estaremos trabajando para organizar la confusión de vidas pasadas, los momentos, las experiencias, todos son referentes a los proyectos nuevos, pero tengo que resolver los asuntos de vidas pasadas.

Resolver esto, tardara. No es pronto, no es rápido, debo hacer una organización en mi vida y alma, calmar el bullicio, debo tener contacto con mi ser, trabajar en mi ansiedad, debo tener prudencia, darme tiempo, tengo que aprender que las cosas se hacen progresivamente, de la misma manera que fui adquiriendo esto que me pasa y me fui haciendo esto, me ha llevado muchos millares de años, yo debo trabajar, a mi escala.

No es la apariencia física lo que importa, son las lecciones.

Es la lección de la paciencia, es saber, es recordar, como me hice esto yo misma.

Lección de iluminación, lección de la organización…. organización, todo en el universo tiene un orden, cada cosa en su lugar y tener vidas más útiles, menos engolosinada con la carne.

Dios ha sido bueno con mi alma y yo aprendo cuando platico.

Tengo golosina por la belleza, pero la belleza solo es importante en este mundo.

Entre vida y vida cuando estoy desencarnada no dejo de estar aquí, uno no deja de estar aquí, es solo ir a otra dimensión, solo cambios de frecuencias vibratorias, hay almas que cuando no están encarnadas nos visitan.

Cuando estoy desencarnada, visito y me gusta observar a los que están en cuerpos humanos, los observo y sin que ellos me vean aprendo y me nutro.

Me gusta sentarme y escuchar a los catedráticos hablar, me gusta estar en los momentos de cambios sociales, donde las almas se juntan y logran cambiar el rumbo del mundo, me gustan los seres humanos, hay tanto que compartir, la misión de esta vida es, el ser humano.

Tu eres una maestra Mary Luz y tienes que buscar fuentes para que te llegue más información, para que te puedan transmitir más información, para que entiendas cosas no humanas que debes transmitir al resto de las personas. Está alerta, pues llegaran… porque es un beneficio que necesitamos, tengo limitaciones yo no lo sé todo, pero quiero saberlo, quiero compartirlo.

Hubo un silencio……

Yo (Mary Luz) espere un poco y luego dije: que es lo que debo hacer?

Janny dijo: espera a que hable nuevamente con fluidez, que la próxima vez lo hare mejor, Joel dice que me preguntes en la próxima ocasión.

Nota:

Yo (Mary Luz) pensé para mis adentros, ah! es que todavía puede hacerlo mejor, wow que modesta).

A pesar de que ya me había dado cuenta de que Janny era un caso especial, apenas empezaba yo a digerir que era mucho más que especial, ya que todavía yo no entendía, el grado de transformación que iba a tener mi vida y la de ella, con la información que íbamos a recibir.

Aunque en mis comienzos en la facultad de Psicología siempre fueron rigurosamente científicos y me identificaba mucho con lo científico, siempre había en mi, un anhelo de buscarle el trasfondo a las cosas, siempre andaba buscando una explicación más profunda de todo lo que aprendía, así que asimilar la información que recibí posteriormente no me fue tan difícil.

Yo diría que fue, como un reconocimiento de algo, que mi alma ya sabía.

Continuamos con Janny las sesiones de hipnosis y regresión.

Janny recordó su vida pasada como una esclava negra que trabajaba en la cocina, de nombre Shio en Jerusalén 1200 a.C. (antes de Cristo), donde reporto que era muy gorda y fea, que cocinaba delicioso y se la paso toda su vida metida en una cocina.

Con esta regresión, descubrió que se había traído de esa vida, a su vida actual, ese conflicto de haber sido rechazada y aislada por fea, a nivel de relaciones románticas, fue tan rechazada en su vida como Shio, que nunca fue tocada por un hombre, hasta el punto de haber muerto virgen.

Pero reconoció que aunque nunca tuvo contacto con ningún hombre, había sido muy amada, por su amo que era un visir y sus compañeros de trabajo en la cocina, por su linda forma de ser.

También reviso, otra vida en Egipto con el nombre de Jehouda, ella era Hebrea, pero trabajaba en Egipto como odalisca (esclava sexual y bailarina) pertenecía a las odaliscas de Ramsés II.

Jehouda era extraordinariamente hermosa y deseada por su belleza, pero nunca fue amada. (su vida como Jehouda la vuelve a recordar más adelante con más detalle).

Al revisar que había aprendido de estas dos vidas reporto:

El mensaje de las dos vidas es que: habiendo sido hermosa no me amaban, pero cuando era gorda y poco agraciada me amaban.

El Amor no depende de la belleza física.

Al regresar a la siguiente sesión, después de haber revisado estas dos vidas, me conto que se estaba sintiendo muy bien, que por primera vez se había mirado la cara en el espejo por partes, que se había mirado los ojos y la boca con un espejo pequeño.

Más tarde al entrar en estado de hipnosis dijo:

Mary Luz, el revisar esas dos vidas, como Shio y como Jehouda la odalisca, me han hecho entender, que Shio si había sido amada, que había sido reconocida, con un cariño infinito, por su amo y sus compañeros de trabajo, al haber sido la esclava

CREE   41

Shio, recibí y di amor, el conflicto era conmigo misma, pero ahora reconozco que gracias a haber sido Shio, aprendí muchas cosas como: convivencia, servir, observar, compartir, sonreír sin egos, sin dobles caras, no más pura convivencia, puro amor, el amor fraternal, no romántico ni familiar, amor de empatía de servicio, un pilar de mi existencia tiene raíz allí, muchas vidas, muchos años me ha costado seguir aprendiendo del amor, pero sé que el amor es la esencia de mi ser.

Luego de hacer este resumen y mencionar el aprendizaje de sus vidas como esclava cocinera y esclava odalisca, se detuvo por un momento ...... después de una breve pausa dijo:

Soy un pensamiento ... mi casa es Asia, Mesopotamia, Jerusalén. El antiguo Egipto lo traigo pegado, me estanque en vidas pasadas y no las he dejado ir.

Cuando uno no tiene cuerpo o no está encarnado, también aprende.

Aprendo, paseo y trabajo dándole la bienvenida a otras almas en el etéreo, los escucho y les digo que están a salvo.

También nos llegan animalitos, cuando somos almas muy nuevas también reencarnamos en animales, somos hijos del mismo padre universal y tenemos que ganarnos el avance.

La belleza es útil e indispensable, te abre puertas al éxito en este planeta, sirve para tener sexo, comodidades, dinero, un amor romántico, pero es solamente una experiencia más, una forma de aprender. Yo estoy anclada en lo físico ...

Estoy flotando, soy un pensamiento nuevamente, hecho de energía solamente, no tengo forma, olor o color, tu eres mi maestra y me dijiste... paciencia, vamos a trabajar, aunque parezca que no hay solución, hay que tener paciencia para encontrar los canales, porque eso que fuiste y no eres ya no importa.

Janny llega a una nueva sesión, en la que informa que ha avanzado, que se siente con un gran desapego con su papá, sin rencor, que ya no le afecta como antes todos los conflictos de su padre, que se siente contenta y que ha logrado verse toda la cara, que no se atreve a verse todavía el cuerpo y la cara juntos, pero que ya se vio la cara y se siente bien.

Una inducción hipnótica le permite a Janny caer en un profundo trance.

Janny empieza a hablar, dice:

Soy un alma tranquila, no soy el tipo de alma que se mete en problemas, quiero aprender a la buena.

Tengo 2 casas; una, es la primera, en Asia menor, Palestina, Mesopotamia, Egipto, Israel, Babilonia, Turquía; todas las reencarnaciones anteriores fueron mi primera casa.

La segunda casa es, América. Tengo mucho apego por México y USA, para poder dejar mi primera casa y todas esas vidas, tengo que dejar claro, que amo esas tierras, que las amé, las disfruté y que las llevaré siempre conmigo. Estoy tan orgullosa de vivir y haber experimentado todo eso, porque hacen lo que mi alma es hoy.

USA la amo, es mi casa, tengo que regresar.

El sur de California, se va a destruir a mediano plazo, desde California hasta una parte de México, mi alma sabe que se va a hundir todo California.

Tengo que hacer algo por México, no tengo apego por Europa; pues en Europa, sufrí hambre, frio, marginación, pobreza, represión sexual, calumnias, miedos, violaban los derechos humanos, podredumbre, mal olor... eso es Europa para mí.

USA es mi casa, trabajo laboral, nuevas ideas, emoción, glamour....

1920 LA California, vivo cerca de los estudios Paramount, en un departamento que tiene pocos muebles, me llamo Richard. Tengo 33 años, soy soltero, tengo una pulsera de oro en mi mano izquierda, soy delgado, alto, grande, tengo bigote, piel blanca, ojos cafés, ceja poblada, apuesto, uso pantalones amplios, soy elegante, aunque me reúno con gente poderosa por asuntos de trabajo, soy un hombre solitario. Deseo penetrar en el negocio del cine para tener poder sobre los poderosos.

Janny cuenta con detalles su vida como Richard.

Recuerda como Richard, fue su reencarnación anterior a su vida actual. Richard estuvo involucrado en el mundo de la mafia, traficando alcohol, juego ilegal, prostitución, cometiendo asesinatos, sobornos y trabajando con la mafia Italiana al mando indirecto de Al Capone.

También recuerda el momento, en que en uno de sus asesinatos, ayuda a asesinar a alguien que pertenecía a la banda, pero que tenían que eliminar; relata con lujo de detalles, como lo asesinan y lo reconoce como su padre en esta vida.

También revisa, un momento de esta vida como Richard donde cuenta, que está enamorado de Cristhine y describe como la lleva de compras por Sears y la reconoce al mirarla a los ojos como Peter(no es el nombre real para proteger la identidad), uno de sus novios de juventud, en su vida actual.

Relata cómo Richard quiso incursionar en el mundo del cine, estuvo con ricos y famosos y científicos de la época. Nombra a Joe Lucas un científico de la época y dice que hay una reunión de muchos artistas y científicos.

Luego de haber revisado una buena parte de los momentos cruciales de esta vida, saca conclusiones de sus aprendizajes y dice lo siguiente:

Aprendí después de revisar esta vida como Richard: el valor de la lealtad, aunque éramos un grupo muy poderoso de bandidos, la lealtad era lo más importante, si era necesario hacer una barrera humana para salvar a uno de los jefes de la organización, la hacíamos, éramos capaces de entregar nuestra vida por la lealtad a la organización y al jefe, nuestra palabra tenía que valer, o si no, lo pagábamos con nuestra vida.

Trabajo, valentía, desarrollo mental, tuve un gran avance intelectual, dominio, fortaleza, inteligencia, percepción. Todo esto aprendí como Richard.

Se forjo, otro pedazo de mi carácter en esta vida. También entendí, que tengo que aprender a manejar mi poder con cordura, no con frenos.

AYUDANDO A DESENCARNADOS A CRUZAR EL UMBRAL DE LA LUZ

Janny llega a una nueva sesión, diciendo que en los últimos días, se ha sentido muy bien, que ha tenido sueños, con mucha información acerca de su vida.

Nota:

La información al principio, es el resultado de la información que da Janny exactamente como lo dice al contestar mis preguntas. Para efectos de escribir cada palabra exacta que dice, no incluí mis preguntas, por la velocidad con la que yo iba escribiendo. Pero en el momento de ayudar a los desencarnados, especifico cada vez que yo hablo y que ella habla, tal y como sucedió.

Janny cae en un profundo trance, luego de una inducción hipnótica rápida; hay una breve pausa y dice:

Estoy con un grupo de almas en una alberca, 1950, estoy en espíritu, no tengo un cuerpo.

Es una casa grande, nos vemos con la ultima ropa que teníamos antes de morir, hay mucho dolor tenemos apegos y por eso no podemos avanzar.

Llegas con sueños e ilusiones a Hollywood y los realizas o simplemente te frustras y no lo logras.

Esto, está lleno de almas atrapadas Mary Luz.

Aquí, hay gente famosa, hay empresarios que fallecieron y siguen aquí.

Adams, dice que hay muchas almas atrapadas en Hollywood, (Adams, resulta ser un amigo, a quien ella le prometió volver para ayudarlo, más adelante se explicara esto).

Adams, me pide que te diga que lo ayudes.

Yo (Mary luz) pregunto: cómo puedo ayudarlo?

Janny contesta: él dice que hay muchas almas atrapadas aquí.

Janny hace una breve pausa y dice:

Si, es una casa muy grande, en el área de la piscina hay hombres y mujeres, no tenemos cuerpo, deambulamos por el lugar, están aquí porque se han quedado atrapados por la energía de la fama, fortuna, lujo, poder, sueños cumplidos y sin cumplir.

En fin… por la magia de Hollywood. Hay mucho dolor, están apegados a esta dimensión, así ya no pertenezcan aquí, es gente que lograron fama y fortuna, murieron, pero, no se han desprendido de esta dimensión... la extrañan.

Hay unos que ya saben que no pertenecen aquí; hay otros, que ni se han dado cuenta que ya están muertos, que no pertenecen a esta dimensión. Hay dolor, confusión, añoranza...

Mary Luz, Adams me vuelve a pedir que lo ayudes. Adams me cuenta que ésta es su casa, el tenia mucho dinero, todo logrado gracias a la industria cinematográfica, pero descuidó a su familia por sus negocios y un día llego y encontró a su esposa con otro, y fue asesinado aquí.

Por eso deambulan por aquí, todos están atrapados en este lugar, hay otras almas que también se vienen a deambular aquí a esta casa.

Veo a Alfred Hitchcock, también está aquí, observa todo, todos dialogamos entre sí, nos une la vibración del lugar.

Alfred nos pregunta que nos paso. El se alimenta del dolor que hay aquí.... está escribiendo en su máquina de escribir, (Janny hace un ademan mostrándome con sus manos como lo ve escribiendo) luego reporta que Alfred sigue preguntando intrigado por saber que les paso.

Mary Luz, veo cuerpos de almas que sufren, unos están pensando en suicidarse, otros sufren por qué no han logrado sus sueños.

Alfred se ríe de todos y dice que el si lo logro, que él fue famoso y exitoso, dice que él todavía sigue escribiendo a través de otros, que él sigue haciendo su trabajo.

Janny guarda silencio por un momento y luego dice emocionada:

Adams! ya lo reconozco, es mi amigo, yo te prometí que te ayudaría, que regresaría a ayudarte! (Janny estira sus manos emocionada) amigo!! es mi amigo, ya lo recuerdo, Adams era mi amigo cuando yo era Richard.

Yo (Mary Luz) le digo: pregúntale cómo podemos ayudarlo?

Janny contesta: dice que lo ayudes a sanar, como lo estoy haciendo yo.

En ese momento, yo (Mary Luz) me doy cuenta, que no solamente se puede ayudar a gente encarnada a liberarse del dolor del pasado, sino que también se puede hacer con desencarnados para que puedan seguir adelante, acto seguido le empiezo a dar instrucciones a Janny, para que se las dé a Adams.

Mary Luz: dile a Adams, que debe dejar ir el dolor del pasado, que se enfoque en el aprendizaje, que el dolor no lo necesita, que si él quiere, puede deshacerse del sufrimiento.

Janny: no hay necesidad que yo se lo diga, él te escucha Mary Luz, sigue hablando.

Mary Luz: Adams, deja ir el pasado, tómalo como lo que es, solo parte de tu historia, no te apegues a lo que fue y ya no es, toda forma de apego causa dolor.

Janny: él dice que entiende.

Mary Luz: Adams, estás listo para irte a donde perteneces ahora?

Janny: él dice que sí.

Mary Luz: debes cruzar el portal de la luz.

Janny: donde esta? no lo encuentra, no lo vemos.

Mary Luz: Adams, con solo pensarlo y desear cruzarlo, aparecerá.

Janny: si, ya lo vemos, está en frente de nosotros, él ya se va, se despide, da las gracias… Adiós amigo.

Mary Luz: buen trabajo Janny, muy bien.

Janny: están viniendo otras almas, se acercan quieren tocarme, ay! me tocan, me dicen que los ayude.

Mary Luz: apresuradamente, le doy una instrucción a Janny para que se proteja.

No, no dejes que te toquen, envuélvete en una luz azul, como si estuvieras metida en un globo de luz que te protege, nada, ni nadie puede tocarte.

Ahora enfócate en la respiración; toma aire por la nariz, sostenlo y déjalo salir despacio por la boca, sigue respirando de esa forma mientras te elevas … elévate por encima de ellos, que no te toquen.

Janny: si lo estoy haciendo, ya me estoy elevando, pero siguen gritando que los ayude, son muchísimos.

Mary Luz: si, diles que tu les puedes ayudar, que se calmen y escuchen.

Janny: si, te escuchan Mary Luz.

Mary Luz: la experiencia es solo una forma de aprendizaje, no debemos quedarnos en el pasado, quédense con el conocimiento, con la sabiduría y abran paso a una nueva experiencia. Tienen el poder de elegir quedarse apegados a esta dimensión o avanzar, lo único que necesitan es querer seguir adelante y la puerta se abrirá.

Janny: si, ya se abrió la puerta, es un camino de luz, muchos se están yendo y me dan las gracias. Otros se burlan y dicen que si es que pensamos dejar a Hollywood sin espíritus, se están burlando Mary Luz, nos dicen que por qué estamos aquí, es como un comediante y muchos otros que no se quieren ir, que se burlan y les dicen cosas a los que se están yendo y a nosotras.

Entre los que se burlan, esta Alfred Hitchcock dice que dejemos en paz a los espíritus, que esto es Hollywood! y grita: "Que sería de Hollywood sin espíritus"!

Mary Luz: pregúntale a Alfred si quiere cruzar la luz.

Janny: él te escucha, dice que no, que él está muy bien aquí, que se nutre de todo el dolor de esas almas, a él le gusta el sufrimiento y la penumbra de ellas, que le ayuda todo ese dolor a escribir sus historias y que él sigue trabajando y escribiendo a través de otros, influenciándolos. Vuelve a decir que él si lo logro, que él si fue exitoso!.

Mary Luz: solo retírate de allí Janny, hay que respetar el libre albedrio, es un derecho divino a elegir, elévate por encima de donde estas, concéntrate en la respiración y sigue mis instrucciones…. lo estás haciendo muy bien.

Janny: puedo ver y sentir la tristeza y el dolor de toda esta gente muerta, hay gente confundida, no solamente aquí en esta casa, sino que puedo ver y sentir el dolor y la angustia de otros. Me gritan, diciendo que ellos no están muertos, no les gusta que les llamen muertos, me corrigen y dicen que no los llame muertos que ellos están desencarnados.

Mary Luz: ellos tienen razón, no están muertos están desencarnados.

Janny continua relatando su experiencia:

Ahora estoy en un apartamento donde hay un muchacho desesperado, camina por todo el cuarto, ha trabajado muy duro, ha hecho de todo por lograr la fama y el éxito que vino a conseguir a Hollywood, pero lo ve muy lejos. Esta frustrado ya no puede más, mira hacia la ventana…. ay Dios mío!!!! se va a tirar por la ventana Mary Luz!!!…..

Yo (Mary Luz) intervengo y le doy instrucciones para que se calme y se relaje, ya que, Janny está muy ansiosa gritando, está en alto grado de stress, estirando las piernas rígidamente y apretando con las manos los brazos del sillón donde se encuentra.

Le doy un comando y re-dirijo su energía, pidiéndole que aunque puede ver y sentir todo lo que está sucediendo allí, que haga un esfuerzo por mirar todo desde el punto de vista de un observador, sin involucrarse y la guio, para ayudarla a controlar su respiración.

Janny, se calma, yo le digo que lo está haciendo muy bien. Ella más tranquila, sigue contándome lo que pasa:

Janny: está tirado en el piso, se suicido, veo su alma confundida, mira para todos lados, no sabe qué hacer.

Mary Luz: pregúntale si quiere cruzar el portal de luz.

Janny: dice que sí.

Janny y yo lo asistimos para que lo haga, él lo hace exitosamente.

Janny haciendo gestos de dolor dice:

Janny: este lugar está lleno de almas confundidas y deambulando por aquí, apegadas al dolor de no haber logrado el éxito. Otras están apegadas al éxito que no quieren dejar ir…. la atmosfera es pesada, huele a dolor… son muchísimas!

Mary Luz: ya es hora de irnos, se ha hecho suficiente por hoy.

Janny: pero me llaman, me estiran las manos, tratando de tocarme.

Mary Luz: diles, que nos tenemos que ir.

Janny: preguntan si volveremos.

Mary Luz: si, diles que en otra ocasión volveremos.

Saque a Janny del transe hipnótico. Yo estaba con una lluvia de sentimientos, estaba en frente, no solamente de un caso especial, sino extraordinario, había sido impresionante fue literalmente un viaje a otra dimensión.

Conclusiones de esta experiencia:

1. De acuerdo a la fecha que me da Janny, ella al inicio dice, que está al lado de una piscina en 1950, Alfred Hitchcock muere en 1980, lo que me hace pensar que ella se devuelve a un momento importante que tiene que ver con la muerte de su amigo, pero que en el presente que es donde ella esta, en el 2012 ya se encuentra el alma de Hitchcock allí.

También hay momentos donde ella dice estamos aquí, hay una identificación de estar presente allí y otros momentos que dice están allí, que es cuando narra lo que ve alrededor, algo típico que ocurre con otros sujetos cuando se hace una regresión, la diferencia con Janny es que ella también es capaz de sentir la angustia y las emociones de otros allí, me hace pensar una vez más que una regresión, no es un retroceso en el tiempo sino un viaje a través del tiempo y del espacio de nuestra energía, donde el tiempo y el espacio no existen, algo así, como lo dije al principio, la máquina del tiempo y del espacio ya la tenemos instalada, no sé donde localizarla, tal vez en la mente, pero ya la tenemos, lo que no sabemos todavía, o no hemos descubierto, es como transportar la materia del cuerpo físico, pero si viajamos con nuestra energía.

Entonces con una intervención de regresión, en realidad no es un recuerdo sino un viaje a ese momento en tiempo y espacio a mundos paralelos. Entonces en una "regresión" no estás recordando, estas allí. Literalmente eres observador y protagonista.

2. Los desencarnados, como ellos piden ser llamados son en verdad eso, espíritus vivos, solo que sin el cuerpo físico.

Esto es una confirmación de que somos almas vivientes, de que cuando "morimos" en verdad solo dejamos el cascaron o vestido que es el cuerpo humano, que nos sirve para transitar por un mundo físico, pero que nuestra alma sigue viva después de desencarnar. Como está escrito en muchos libros sagrados, nuestra alma es inmortal.

3. Se confirma una vez más, el respeto absoluto por el libre albedrio, por el derecho a elegir. Elegimos si queremos seguir el camino de la luz, o, si queremos quedarnos a vagar sin cuerpo por esta dimensión.

4. Confirmamos una vez más, que así como nos apegamos en vida o encarnados, a cosas físicas, lugares, personas, emociones, experiencias, gustos, situaciones, circunstancias, sentimientos, etc. Así mismo, seguimos con esos apegos al desencarnar. No cabe duda, de que el apego en cualquiera de sus formas causa dolor.

5. Con la conducta de Alfred Hitchock y la de los espíritus que se burlaban de los que estaban cruzando la luz, también podemos concluir, que otros se alimentan, se

nutren de esa energía de dolor y simplemente de alguna manera, les gusta estar allí.

Más adelante habrán otras confirmaciones de esto.

6. Es evidente, que podemos ayudar a otros a sanar, aunque ya estén desencarnados. Siempre hay una oportunidad de sanar, hay puertas de luz listas a ser abiertas, si así, lo deseamos. Quien o lo que sea el creador o Dios, nos ama infinitamente. Somos infinitamente amados.

7. La clarividencia y mediumnidad en verdad existe. Yo estaba en frente de una persona, con la habilidad de comunicarse con otros planos o realidades y además alguien que tiene una percepción extrasensorial.

8. Así como en este plano o realidad física donde nos encontramos, hay almas que eligen sanar y deseosas de hacerlo piden guía para lograrlo, en el plano, realidad o dimensión, que visitamos hoy, también lo hay. Prometimos regresar.

9. Otra confirmación de los finos lazos que traemos con otras almas es el hecho de que Janny prometió a su amigo Adams, siendo Richard que volvería para ayudarlo y lo hizo.

10. Estamos en un mundo lleno de energía invisible, que hace posible un infinito de posibilidades y diferentes realidades.

Quedo muy claro hoy por lo menos para mí, que el hecho de que no todos podamos ver otras realidades o dimensiones, no significa que esas otras dimensiones no existen.

11. Somos todos una conciencia universal, con subconsciencias individuales y la conducta de cada individuo, afecta la evolución de un todo.

MENSAJES REVELADORES
ALGUIEN NOS GUÍA

Janny se presenta a una nueva sesión, me comenta que se ha sentido nerviosa, pero que siente que ha mejorado.

Expresa, que los sentimientos hacia su padre son de amor, pero que ya no se engancha con el dolor que él tiene, que lo perdona de todo corazón.

Dialogamos por un rato acerca de todos estos acontecimientos, le explico la connotación de lo que ha recordado y le ayudo a concientizarse del hecho de que así como su padre le causo dolor en otras vidas representando otro rol, otro cuerpo, otras circunstancias, hay una razón divina para todas estos hechos.

Esto, la lleva a entender el profundo significado de la causa y el efecto, de la justicia divina.

Luego de una inducción hipnótica expresa lo siguiente:

Soy una niña, estoy, con mi madre en esta vida, me habla sobre la reencarnación, me gusta escucharla, tengo como 6 años, mi padre es alcohólico, es abusivo verbalmente ....

Janny hace un pequeño silencio…

Ahora viajo a través del tiempo… hay muchos secretos que a la vez las almas lo saben… somos energía, amor, existencia pura no hay nada que te pueda lastimar, todo es experiencia pura.

Hay seres que están conmigo, que me aman y están tratando de manifestarse aquí, para que yo los pueda percibir.

Ya están aquí, Mary Luz.

Uno a la derecha y otro a la izquierda, me toman de la mano, una es una dama y el otro es un anciano sabio.

Después de una breve pausa, Janny expresa:

Cualquiera que sea la circunstancia o sentimiento, no hay nada que pueda perturbar tu alma, cualquier situación que yo esté pasando en este momento, es muy pequeño comparado con la fuerza de mi alma.

Lo que me hace diferente a otros seres humanos, es el conocimiento de las leyes, es lo que nos haría libres si todos las supiéramos.

No importa lo que veas, lo que pases en este cuerpo, tienes un alma invencible, tus experiencias presentes, forman tus experiencias o existencias futuras.

Cada persona que pasa te enseña, recuerda que tu alma es invencible, las situaciones adversas son solo de este mundo, recuerda siempre, la fortaleza de tu alma.

Somos aprendizaje completo y entero, de las situaciones adversas es de lo que uno aprende y crece.

Los que me dicen esto, son muy sólidos… son maestros.

Me dicen que es tiempo de cambiar, de modificar, que me han dado varias llamadas de atención y no atiendo.

Las situaciones chocantes en la vida, son llamadas de atención, esos eventos difíciles en la vida son los que nos hacen reflexionar y si eres listo, cambias el rumbo con sabiduría.

Toda esta existencia es la preparación consciente de un par de vidas más adelante que están muy vinculadas a esta.

En esta vida, tengo que trabajar no en el éxito, sino en el aprendizaje, hay que pulir los caminos, porque se esperan misiones que tendré que realizar en el futuro.

También me dicen que en esta vida no alcanzare el éxito que no está destinado el éxito para mí. Mi desempeño en esta vida está en el aprendizaje y preparación para más adelante.

Me aconsejan que no desespere que aprenda y que continúe aprendiendo de las leyes universales del alma… no me molesta saber que no tendré éxito en esta vida, yo lo entiendo.

Me dicen que siga aprendiendo de las cosas negativas en cada sesión, que tenemos que ayudarnos para la liberación del alma, comentan que no solamente los que tienen cuerpo sólido tienen pesares, que hay desencarnados que también sufren.

Nos piden que les digamos a las personas que tengan pensamientos suicidas, que hay muchas opciones y oportunidades, los logros y éxitos son trabajo de un conjunto de vidas.

Janny hace una pausa haciendo un ademan de que escucha instrucciones y dice:

Mary Luz, dicen que no te olvides de las almas que no están encarnadas, busca la manera de ayudarlas porque también están enfermas, trabaja con las percepciones, pon atención a tus sentidos, a tu percepción.

Hay un mundo donde están estas almas desencarnadas, que no entienden que deben seguir adelante y se ofenden si les dices que están muertos, ellos están aquí, se les puede contactar telepáticamente, ellos vienen inmediatamente; ellos sufren igual como si estuvieran en carne, las mismas emociones, las mismas confusiones de un encarnado, tienes que trabajar con ellos, trabaja en ser mas perceptiva.

Todo el tiempo hay visitantes, ellos necesitan ayuda como cualquiera que llega a tu oficina, visualízalos y ellos llegaran, piensa en alguien que quieras ayudar y ellos vendrán a ti, tu les podrás aconsejar, sufren mucho los que se han quitado la vida.

No tenemos porque celar, ni envidiar, las habilidades de otros, todo es a base de trabajo, de dedicación de vida en vida.

A las almas deprimidas platícales del amor eterno del universo, y de que existen muchas oportunidades... insisten mucho en las oportunidades que da el universo, que tenemos todas las que queramos, el alma no puede ser vencida.

Janny hace una pausa y dice:

Ahora esto es para mí (Janny) debo trabajar en mi cuerpo físico, para poder tener más información de las preguntas que hago.

Me molesta saber que siempre estaré en servicio trabajando y les pregunto por cuánto tiempo, ummm, no me contestan. Me dicen que me concentre en el granito de arena que aporto a la humanidad.

Me dicen que he avanzado, que están contentos conmigo y por la relación que hemos entablado juntas, ya que el camino es largo.

La dama se llama Betsabeth o Matsbeth no le entiendo ….y mi ángel guardián se llama Zuly, también está conmigo el anciano sabio pero no me dice su nombre, el anciano me cuenta que conoce a la que es mi madre en esta reencarnación, que la conoce cuando no estamos en cuerpos humanos.

Janny hace una pausa y dice: Mary Luz, tu ángel de la guarda está al lado derecho tuyo, trae una corneta.

Yo (Mary Luz) pregunto emocionada, como se llama?

Janny contesta: dice que pidas la revelación de su nombre que es un trabajo personal tuyo, que le preguntes su nombre cuando estés tranquila muy calmada, tu ángel es de color dorado, el mío es morado.

Telepáticamente nos podemos contactar con los ángeles, aquietando la mente y dejando que fluya la información, también por medio de la música lo puedes contactar, él está siempre contigo y le gusta cuando cantas, porque él es también musical como tú.

Mary Luz, dice tu ángel, que cuando la comunicación con otra persona es difícil, debes hablar con el ángel de la guarda de la otra persona, entre ellos se hablan y se entienden, que cuando las personas no estén perceptivas que les mandes mensaje con tu ángel al ángel de la guarda de las otras personas, lo puedes hacer con tus clientes, con tu familia, con cualquier persona.

Para que pidas ayuda con tu vida personal, es con tu ángel dorado, para pedir ayuda con los clientes que están muy malitos es con Joel.

Tu ángel dice, que tu al igual que yo puedes percibir, que Joel y tu ángel dorado siempre están aquí en todas las sesiones con cada uno de tus clientes, que ellos ayudan a guiar tu pluma. Tu ángel dorado dice, que no solo está contigo en tus sesiones que él siempre está contigo, que nunca se separa de ti.

Hacen énfasis en que hay que ayudar a los espíritus, pero me aclaran yo más que tu, es parte de mi trabajo ayudar a los desencarnados y el tuyo es mas ayudar a los que están encarnados.

Joel dice que hable contigo de los problemas de esta vida, por que más problemas estoy generando en esta vida, me vuelve a confirmar que no tendré éxito en esta vida que lo que tendré es aprendizaje y me dice que me pongas en acción que estoy muy apática, que me pongas tareas, que cheques detenidamente esto, ya que tengo situaciones problemáticas que me suceden y estos problemas han sido generados en esta vida, no todo ha sido causado con anterioridad, sino que también estoy creando más problemas en el presente.

Esto es para ti Mary Luz: Joel dice que recuerdes que también las hierbas sanan, que en esta vida te fuiste muy etérica, muy al alma, pero sin embargo has usado hierbas en el pasado, para sanar los malestares del alma.

Joel te ayuda en el trabajo y ha estado contigo y conmigo en muchos retornos; me dice que tú debes desarrollar más tu percepción sensorial, que es tu trabajo personal trabajar en mejorar tu habilidad de percibir extrasensorialmente, que poco a poco vas a ir mejorando, ya que tu trabajo lo requiere, es muy importante que lo hagas.

Yo (Mary Luz) pregunto si me puede decir algo de mi familia, Janny me informa que Joel contesta: no puedo contestar tus inquietudes por los lazos que te unen a tu familia, ya que todos van por misiones y no podemos interferir en el trabajo de otros; tu ángel dorado nunca se separa de ti, él te puede ayudar con tu vida personal.

Joel también dice que le alegra tu trabajo en la música, que no se te olvide que la música abre portales, dimensiones.

Nota:

Así como yo no sabía (a nivel consciente) que podía escribir libros, tampoco sabía que podía escribir canciones, ya había empezado a escribir una canción, así que por eso Joel me comenta acerca de mi trabajo en la música y más adelante hasta me informa lo que debo hacer en la música.

Janny prosigue reportando lo que dice Joel:

Mary Luz, dice Joel que me pongas tarea, que me guíes, que pongas a trabajar mi cuerpo físico, que si no lo hago hay karma. Si no me muevo ahora que tengo piernas y brazos, retornare como parapléjica, es importante que le dé movimiento a mi cuerpo físico, que cuando hablemos de mis angustias me recuerdes que muchos seres que habitan la tierra son muy pasivos y holgazanes y no usan el cuerpo, abusan de la inactividad y si yo no muevo mi cuerpo, estaré abusando y si se abusa, cuando retorne se me cumplirá el no moverlo, Joel dice esta frase que pide que se la des a tus clientes:

Los seres humanos requieren de un equilibrio; el abuso de comodidades, alcohol, drogas, inactividad, placeres, tiene un precio, que tienes que pagar como todo. (Joel)

Mary Luz, Joel insiste en que debes desarrollar más tu percepción extrasensorial y telepática.

Si te llegan ideas a tu mente cuando ves clientes, que no las descartes, pues ese es el inicio de tus habilidades extrasensoriales, que se perfeccionaran en el futuro y se desarrollaran en la misma rama y vocación.

Porque amas a la humanidad y amas tu trabajo debes desarrollar estas habilidades.

El te confirma una vez más, que el pasa mucho tiempo aquí.

una pausa... y luego Janny dice, Joel me está dando recomendaciones a mí, me dice:

Haz las paces con tu cuerpo físico, deja la inactividad, el cuerpo físico es muy importante para esta dimensión, hay que cuidarlo, esta vida es una vida de resolución y organización; lo del cuerpo no tiene que ver con el cuerpo, sino con cuidarlo y amarlo.

Con apreciar lo que se te ha dado, trabaja con Mary luz en eso, además de resolver los asuntos de otras vidas.

Janny le contesta a Joel: sí, lo hare, muchas veces me siento inmóvil sin circular.

Nota:

Esta sesión fue reveladora, descubrir que hay hermanos celestiales que te están guiando es fantástico, mi pecho no podía de emoción, me sentía como flotando, era sencillamente maravilloso, el sentimiento de estar acompañada, me dio una gran paz y fortaleza para seguir adelante.

HERMANOS
EXTRATERRESTRES

Janny llega a mi oficina con una hermosa sonrisa, vestida con colores claros, maquillada y con su pelo arreglado.

Comenta que esta impresionada con sus cambios, que se siente mucho mejor, que ha perdido 7 kilos. Yo la felicito y la invito a que celebre sus logros, ella comenta alegremente que está muy satisfecha con su progreso.

Luego de contarme sus avances, procedemos a empezar una nueva sesión, utilizo una inducción hipnótica rápida y ella cae en un profundo trance y dice:

Estoy sobre la superficie de la luna, con otros hermanos que no son terráqueos, me abrazan y son muy fraternales, parece que nos conocemos, se ríen... son muy risueños, muy carismáticos, uno de ellos me pone su brazo sobre mi hombro, son muy amistosos.

Se ríen mucho de las tragedias humanas, dicen que los terrícolas somos muy dramáticos.

Yo (Mary Luz) dije: si yo sé, los humanos somos bastante dramáticos, por eso es que se ríen de nosotros, porque tenemos

la tendencia a exagerar nuestras dolencias y nos traumatizamos muy fácilmente.

Janny continua describiendo lo que ve:

Ellos se ven como nosotros, tienen la cabeza más oval, los ojos redondos, nariz, boca, no tienen pelo, son esbeltos, son muy blancos, hay unos que son como verdosos …..

Janny hace una pequeña pausa…

oh! ya entendí, se ven verdosos porque se les transparentan las vísceras de lo blancos que son.

Tienen sexo masculino y femenino como nosotros, dan cría por medio de una membrana en el abdomen, no nacen por el cerviz como nosotros, ya que es obsoleto el nacimiento por el cerviz, pues ya no necesitan esa experiencia dolorosa, parece que ellos son más avanzados Mary Luz.

Dicen que ellos se enamoran y se aman, pero que el acto sexual es diferente; es como una especie de fusión del uno con el otro, una fusión de las dos energías, pero que ellos ya no tienen todos esos dramas que tienen los humanos con sus parejas.

Son monógamos y se unen y procrean por amor, está permitido que cambien de pareja si es necesario, pero que todo lo rige el amor.

Son muy amorosos, seguimos platicando y riéndonos de las tragedias humanas.

Yo (Mary Luz) hago una pausa en mi interrogatorio y queriendo saber más de ellos, le digo a Janny un poco ofendida.

Oye, estás segura que son más avanzados? no me parece que se rían de nosotros porque somos dramáticos, simplemente es parte del proceso para llegar a donde ellos están, me imagino que tuvieron que pasar por ser dramáticos también, para al final entender y avanzar sin tanto drama.

Janny me contesta diciendo: ellos te escuchan Mary Luz, te dicen que no te ofendas, que ellos se ríen en el buen sentido, no, burlándose; además te dicen que sí, que estas correcta, que ellos pasaron por lo mismo.

Yo (Mary Luz) un poco avergonzada, les digo oh, ok, gracias por la aclaración.

Nota:

Para ser honesta, siempre he pensado eso mismo, que los seres humanos armamos un drama por todo, que complicamos nuestra existencia sobre analizando y sobre reaccionando a los acontecimientos de la vida.

Pienso que debíamos ser más relajados y tomar toda experiencia como lo que es, experiencia para poder avanzar.

Ya que la experiencia, es solo una forma de aprender y avanzar, pero que la deberíamos ver con mas serenidad.

Creo que lo que me molesto un poco, fue que otro más avanzado no lo dijera, pues en mi opinión deben respetar el grado de evolución en el que nos encontramos, al fin y al cabo ellos también pasaron por allí y entender que donde estamos es parte del proceso, es la conducta esperada de ellos al ser más evolucionados.

De cualquier forma el que estaba interactuando mas con Janny, de hecho, muy amoroso, nos lo aclaro, diciendo lo siguiente:

Tienen que pasar por todas esas experiencias. Nosotros somos Centuriones y pasamos por allí, ahora vemos la vida de una forma más divertida.

Los seres humanos deben tener la capacidad de reír y de pasarla bien.

Janny comenta, que le dice al que está hablando, que tiene miedo del futuro, él le contesta, que ellos son solamente compañía, que ese asunto lo vea con sus guardianes espirituales.

Mary Luz: cuál es el mensaje que tienen para nosotros?

Janny: él contesta que te puede oír la risa y que el sentido del humor es muy importante, él insiste en que no hay cosa más maravillosa que reírnos con toda la fuerza de nuestro ser.

Es la felicidad la que importa en todos los momentos. Dice que a los seres humanos nos aman mucho y quieren que sepamos que si nosotros tuviéramos más sentido del humor, nuestra vida sería mucho mejor, es parte de nuestro deber aprender a vivir la vida con gracia. Expresa, que el mundo es divertidísimo.

Mary Luz, él dice que tienes un sentido del humor divino, que tu sabes que no estaríamos tan atascados en nuestros dramas y evolucionaríamos más rápidamente, si nos divirtiéramos mas.

Yo (Mary Luz) reconociendo lo acertado de sus palabras le dije:

Si, es verdad, yo siempre lo he sabido y lo he dicho, los seres humanos somos muy dramáticos, de hecho, antes de saber lo de la reencarnación, decía lo siguiente:

La vida no hay que tomarla tan en serio, ya que al fin y al cabo no vamos a salir vivos de ella y me reía.

Luego de contarle cual era uno de mis dichos favoritos, le confirme que comprendía sus palabras y admití, que si entendía muy bien, por qué les causaba risa nuestro drama.

Nota:

En ese momento me di cuenta que yo misma, había sido un poco dramática y reactiva, al haber pensado que se burlaban con mala intención de nosotros, mi conducta probaba el punto al cual él se refería.

Janny dice: él me informa que no seamos escépticas a la existencia de otras formas de vida, que estemos atentas con lo que podemos ver sobre esta tierra, puesto que, caminan seres que no son humanos por esta tierra.

Los que caminan por esta tierra y no son humanos son difíciles de reconocer, porque no interactúan con los humanos, pero no hay que ser escépticas, de esa forma los podremos contactar más fácilmente.

Mary Luz: cómo podemos contactarnos con ellos?

Janny: él dice, que en este momento nos estamos contactando con ellos, porque nos tocara hacerlo en un futuro.

Mary Luz: sabes algo de lo que va a pasar en 12-21-12?

Janny: él dice que si sabe, que será positivo y que tenemos que empezar a creer, porque ya están aquí seres de otras galaxias y lo que debemos hacer es creer en esto, para así poder crear la oportunidad del encuentro. Para que el encuentro se dé, hay que creer.

    Nota:

    Bueno mis queridos lectores, exactamente en este momento, con las palabras que me acababa de decir nuestro amigo centurión, nació el título del libro. CREE!

Janny Continua: él dice también, que cuando llegue el momento, nos enseñaran algo tan simple, como vivir con mas diversión.

Mary Luz: hay seres de otros planetas que nos quieren hacer daño?

Janny: él dice que sí, que hay habitantes de otros planetas que nos miran, pero que para ellos, somos basura, chatarra, que somos muy atrasados para su civilización.

El habitante de la luna continua diciendo: los que están en cuerpos humanos son viajeros, ya que no son de la Tierra.

Son de una esencia, todos venimos de todas partes del universo, las almas tenemos códigos, pero todas tenemos la misma esencia, que es el amor, todas las almas nos amamos.

El aprendizaje es infinito. Te puedes imaginar nacer en cada legión, en cada planeta, en cada país, en cada alma? es infinito.

Tenemos que interactuar con encarnados y desencarnados, la importancia de divertirse y reírse es grandísima!

Mary luz, vuelve a decirte que tú tienes una sonrisa divina, de carcajada abierta.

Janny hace una pausa y dice: oh…. ahora entiendo, él me está diciendo que el día que yo(Janny) estaba riéndome de la nada, era porque él estaba junto a mí, ahora entiendo Mary Luz.

El otro día, me dio un ataque de risa de la nada y él me explica ahora, que lo que paso, es que el estaba cerca de mí y aunque no de forma consciente, yo me estaba riendo de sus bromas y me dice, que yo soy divertida. Wow ahora entiendo.

Janny continúa reportándome lo que está sucediendo:

El se llama Abraham, ese es su nombre terrícola, puesto que él estuvo aquí en la Tierra por muchos siglos y su nombre allá en la luna es Amed. Pero que como fue humano por mucho tiempo, él sabe, de los dramas, quejas y malestares del humano.

El dice que él ahora simplemente es, sin complicaciones y se la pasa muy bien siendo divertido y que no quiere volver a venir a la Tierra.

Me comenta, que él tuvo que venir acá a la Tierra, para poder sentir amor y empatía, pero entendió, que aunque estemos en drama y conflicto, debemos divertirnos, por eso vino para sentir empatía por nosotros, por eso entiende la importancia de divertirse.

De donde es él, todo es gracioso y relajado, pero tienen el deseo de ayudar a sus hermanos y encarnan en otros lugares.

Amed nos invita a que en nuestros sueños o en terapias de hipnosis, viajemos a donde están ellos y que cada vez que nos riamos, uno de ellos estará con nosotros. De hecho cada vez que nos reímos, uno de ellos está con nosotros.

Amed me cuenta, que tu y yo ya hemos estado allá con ellos y que volveremos a estar con ellos, además que cuando estuvimos allá pasamos un tiempo divino.

Ellos no tienen cuerpo físico como nosotros.

Yo (Janny) le pregunto a Amed: cómo es que yo estoy aquí? él me contesta, que él no tiene esa información.

Janny se queda un momento en silencio y luego dice:

Oh! ya entendí lo de los cuerpos Mary Luz!!!

Amed dice, que pueden tener los dos cuerpos, que pueden ser etéreos y algunos pueden materializarse aquí en la Tierra cuando vienen a observarnos en misiones especiales.

Dice que, estamos siendo observados todo el tiempo por ellos y por seres de otras galaxias; que el reino espiritual nos protege, que hay cosas más allá del entendimiento humano, que los seres humanos no entendemos cada cosa existente, porque el conocimiento es infinito; me cuenta, que él ni siquiera lo comprende bien.

Mary Luz: tienen una organización de familia como nosotros?

Janny: Amed contesta: que han traspasado lo que es familia, ellos viven como comunidades fraternales sin familias.

Se reproducen, pero no hay sexualidad, que al juntarse una pareja es más como una fusión de la energía, me platica que es algo indescriptible!

Menciona que ya no hay apegos, ni romanticismo, ni pasiones, que una hembra y un macho se unen, por un interés común y hay una fusión de amor para crear un nuevo ente, para que puedan haber más de su propia raza, pero no es una pasión.

Cuando se juntan, sí hay placer en sus bocas y se frotan cuando se fusionan, pero no se enamoran como los terrícolas, ya que no existe el apego, el vinculo, ni el enganche como en los terrícolas.

Cada uno, es simplemente otro más de la comunidad.

La hembra puede tener solamente una vez, un crio y el macho puede tener la opción, de tener más.

El macho escoge a la hembra con la que quiere tener el crio.

Mary Luz: son monógamos?

Janny: Amed contesta que sí, que al principio te lo dijeron, dice que ellos escogen una sola pareja y como se sienten amados por el alma que escogieron, no hay conflicto y añade la siguiente frase:

Dios nos hizo en pareja.

Mary Luz: luego de revisar mis notas le digo, oh si ya habían mencionado que eran monógamos, existe la homosexualidad?

Janny me informa que Amed contesta, que la homosexualidad es antinatural, que es simplemente una experiencia humana y en otras frecuencias vibratorias, simplemente no se da.

Amed expresa, que la fusión de los seres es regocijante, que el universo es sexuado y que es maravilloso ser monógamo y sentirse amado por otro ser, que una relación es nada, comparado con una fusión de energía.

Nota:

Tengo que decirlo, siempre sospeche que la monogamia era señal de evolución. Para que tu llegues a un estado de monogamia, es porque tu alma ya ha recorrido bastante camino, ha aprendido bastantes lecciones y desarrollado virtudes espirituales que se proyectan en amor.

Yo (Mary Luz) le cuento a Amed, que, como dato curioso, hace unos días invite a mi hijo a que nos sentáramos en la noche en el balcón a tomar té con galletas y a ver la luna. Algo curioso porque no había hecho eso antes.

Janny me dice que Amed contesta:" lo sabía"! es el momento! por eso te estoy contactando, dice que busques a Centurión.

Amed dice que los de la NASA, saben de la existencia de ellos y de seres de otras galaxias, pero que por egoísmo, colonización y dominio de otros seres humanos, no lo dan a conocer.

Amed prosigue diciendo, que los gobiernos en la Tierra son muy oscuros, que el ser humano es muy oscuro, que el gobierno ya está construyendo bases en la luna, junto con muchos empresarios millonarios, que proveen el dinero, pagando el proyecto para colonizar la luna. Comenta que no dicen nada a la comunidad para así poder controlar y esclavizar a otros seres humanos.

Expresa que, mientras nosotros estamos distraídos trabajando para pagar cuentas, ellos avanzan, que si no hacemos un cambio, la brecha se hará más grande, entre el rico y el pobre, entre el poderoso y el desvalido, tiene que haber un cambio pues la humanidad sigue siendo muy oscura.

Amed continua diciendo: la evolución es individual; cuando estás listo, te vas a otras fraternidades y aunque el planeta Tierra, tiene almas oscuras es un planeta muy amado, muy observado.

Los Centuriones somos almas o viajeros con un pasito más arriba que otros y nos toca colaborar con la evolución de otros.

Luchar contra la oscuridad es parte del proceso y aunque los humanos son oscuros, van avanzando.

Amed continua: los que son avanzados llegan a mi planeta Centurión, llegan como almas, para seguir avanzando… las cosas mejoraran, para los que no son escépticos.

Los Centuriones también "morimos" y vamos a estados energéticos cuando nos desprendemos del cuerpo al igual que los humanos.

Nosotros los Centuriones, trabajamos en el desarrollo psíquico y una de las maneras de aprender, es la empatía; que aparte de aprenderla la sentimos. Tenemos una vasta curiosidad por el planeta Tierra, por la manera en la que los terrícolas deciden evolucionar; ya que, hay otras especies, que son mas monótonas, en cambio, los terrícolas con todo y sus conflictos, tienen más matices.

Mary Luz: existen las enfermedades en su planeta?

Janny: Amed contesta que no. El dice que ya se han erradicado las enfermedades del cuerpo, pero que si existen todavía algunas enfermedades mentales, que toda enfermedad viene primero de la mente; hemos avanzado mucho en los valores, pero luchamos todavía en la parte espiritual.

Nota:

Yo (Mary Luz) pensé en silencio, wow! vaya que son evolucionados! definitivamente si son mucho más avanzados. Haber logrado erradicar las enfermedades del cuerpo es algo fantástico, eso es un síntoma de evolución.

Aquí por el contrario, todavía estamos en el punto donde cada día se inventan mas enfermedades, para poder esclavizar a los demás, mejor dicho, en el punto de baja evolución, donde conviene que exista la enfermedad para poder lucrar. Sentí vergüenza de haber dudado, por un momento de que eran más evolucionados.

Luego de este pensamiento continuo preguntando.

Mary Luz: tienen escuelas?

Janny: Amed dice: tenemos misiones fuera de Centurión para crecer y aprender observando, vamos a la escuela como ustedes, requerimos de ciencias avanzados, pero la educación es telepática. Además, también conocemos el mundo angelical, como los humanos.

Janny hace una pequeña pausa y termina el relato de lo que dice Amed.....

Mary Luz, él hace hincapié, en que nos riamos, que recordemos que como dicen en su planeta, **otro ojo nos vigila,** que los contactemos mentalmente.

Ya se va Mary Luz, se despide… me he quedado sola.

Luego de un corto silencio Janny dice:

Joel esta aquí, dice que le preguntes de los clientes con complicaciones.

Yo (Mary luz) hago preguntas. Joel me contesta. (No se relata esto, puesto que es personal y confidencial de cada cliente).

Luego de hablar de los clientes con Joel, Janny me informa que Joel dice:

Mary Luz, es imperioso que te enfoques en que las almas no se suiciden, a que no corten su ciclo de vida. Debes enfocarte en guiar, educar, ilustrar, etc. Para que se prevenga el suicidio para que los humanos no corten su ciclo de vida.

También recomienda, que trabajemos con almas que hayan tenido muertes violentas y que vagan, e insiste en que hay que hacer prevención para que la gente que quieren terminar su ciclo antes de tiempo, no lo hagan.

Janny dice con mucha seriedad:

Joel nos pide lo siguiente: Mary Luz con los vivos y Janny con los muertos. Janny con las almas desencarnadas y Mary luz con las almas encarnadas, cada una en su especialidad, pueden saber y ayudar a aliviar el dolor de los clientes.

Mary Luz, muchas cosas son del entendimiento, no todas las almas asimilan el retorno del alma, ayúdalos a que lo entiendan y comprobaras que el entender esto, es la verdadera sanación.

Mary Luz, Joel quiere describirte su esencia:

El es rectitud, fuerza, sabiduría, mucha fuerza, su esencia es tremendamente fuerte, enérgico, el habla muchas veces a través de ti Mary Luz.

Joel dice, que no se trata de apapachar a la gente, se trata de tener fuerza para trabajar en tu propia evolución, es tu alma, es tu responsabilidad, es tu camino y es la misión de cada uno.

Yo (Mary Luz) interrumpo a Janny y le digo: a quien estas describiendo? parece que me describieras a mí! yo pienso así.

Pienso que mi trabajo no es consentir a la gente, yo amo a cada persona que viene aquí, pero tengo la certeza de que tienen que luchar duro para liberarse de todo su dolor.

Les digo desde el principio: de lo harto que estés de sufrir y la determinación de luchar por ti mismo, depende tu liberación y sanación.

Yo prefiero ser honesta desde el principio y dejarles saber, que el resultado de mi intervención, finalmente lo determina la seriedad, la fuerza y el ímpetu, que ellos tengan para cruzar por todo el proceso.

Muchos llegan buscando remedios mágicos, creyendo que tengo una pócima mágica, que les va a quitar todo su dolor; yo les explico que la magia la hacen ellos, que yo solo soy una intermediaria que los guía para que ellos encuentren el camino que deben recorrer.

Janny me interrumpe y dice:

Mary Luz, Joel dice, que por eso es que él llego a ti, tu esencia fuerte, atrajo la de él.

Nota:

Yo no pude evitar emocionarme y sollozar, siempre he sido una persona muy auto controlada, hasta el punto que muchos lo interpretan como insensibilidad de mi parte. Considero que soy muy sensible al dolor humano, pero sé la importancia de analizar la situación con cabeza fría, para poder encontrar la puerta de salida.

Hasta en las situaciones más difíciles de presenciar el sufrimiento humano, siempre he mantenido la calma y les he hablado aunque con empatía, fuerte, motivando a la gente a que se hagan cargo de su vida.

Siempre he invitado a la gente a no auto-victimizarse, promoviendo la lucha por ser feliz, a nunca renunciar, a irse al piso si es necesario, pero luchando, diciéndoles que su trabajo personal es el camino a la liberación.

Hoy por fin, alguien me entendía y no me criticaba y lo más importante, yo misma me entendía; no había lugar a dudas ese era el camino. Tu propia lucha con toda la dotación que te dio el creador, era el camino a la sanación. La actitud calmada y aparentemente fría, que yo tenía hacia el dolor humano era simplemente entendimiento, Joel mas adelante con una frase me lo volvió a confirmar.

Janny continuo transmitiéndome lo que Joel decía:

La misión de Joel es de ser líder y él piensa que con la fuerza, ayuda, determinación y claridad podremos ayudar a la gente, no hay vacilaciones con él.

Dice Joel, que él no es el más divertido, pero no quiere decir que no sea agradable, que él no es un querubín pero que es amoroso, que da un amor fuerte; que hay otros seres de luz que tienen otras misiones distintas que nos dan confort, pero que su trabajo es ser enérgico, para ayudar a sanar y dice con Fuerza:

Solamente la propia alma se cura a sí misma! (Joel)

Por eso algunas veces, el puede verse aparentemente indiferente.

Yo (Mary Luz) visiblemente emocionada dije: hay tan bello! al sentir la confirmación de lo que mi alma sabia, nuestra alma tiene el poder de sanarse a sí misma.

Janny me informa que Joel dice que gracias por lo de bello, que él sabe ser agradecido.

Janny y yo nos reímos, pero Joel siguió hablando entonces Janny interrumpe su risa y rápidamente continua transmitiendo lo que dice Joel.

Joel dice que el cuida de todas tus sesiones, de que se cumpla el propósito de cada sesión, hasta donde tus clientes y tu Mary Luz se lo permitan.

Le gusto tu agradecimiento Mary Luz.

Yo (Mary Luz) le pregunto si es un buen momento para hacer una fiesta para colectar fondos para LALF (Love, Joy and Light Foundation) Joel contesta que si y que te acompañará, que entre más estés lista para el 2013 mucho mejor.

Yo (Mary Luz) le hago una pregunta personal, Janny me dice lo que Joel contesta.

Joel dice que él no es un ángel guardián, que tienes otros seres celestiales, que te pueden ayudar con tu vida personal.

Joel te aclara que él te puede ayudar en todo lo referente a tu trabajo, que él siempre está en todas las sesiones, no hay sesión a la que él no asista, todo lo referente al trabajo lo puedes contactar telepáticamente a él.

Te informa que en el 2013 tendrás nuevamente visitas, tal vez alguien de última hora para el libro, está deseoso de ver tu libro terminado, nos advierte que nos espera mucho trabajo.

Las almas sufren igual que los que estamos en cuerpos físicos, la única diferencia es el cuerpo físico, pero que también sufren de distorsión de sensaciones humanas.

Joel dice que está orgulloso de ti, habla de muchos cambios venideros.

OTRAS FORMAS DE REENCARNACION LAS SIRENAS SI EXISTEN

Tijuana, baja California 2003. Tengo la tendencia a vestirme de negro, tengo muchos problemas psicológicos, me rasguño la piel, siento que no cumplo con los estereotipos que me exigen.

Me gustaría ser detective, de los que atrapan a los malos, a los narcotraficantes...

Janny hace una pausa...

Ahora lo entiendo! como pertenecí al lado contrario en mi vida como Richard, ahora quiero estar de este lado, del lado de los que buscan la justicia, del lado de los policías.

Siento que en esta vida me estoy preparando para otras vidas, me toca limpiar todo lo que cargo de mis existencias pasadas.

Debo ser paciente...

Mary Luz... los animales tienen alma, desde los más pequeños hasta ser Dios, esa es la evolución.

Cuando estoy desencarnada soy voluntaria a recibir almas de otras personas en el túnel de luz....y en algunas ocasiones también he trabajado recibiendo almas de animalitos.

Hay muchas otras formas de reencarnación ...

Janny hace una pequeña pausa y dice:

Tengo una cola y soy sirena, soy muy vanidosa y me interesa mucho la belleza, estoy en la antigüedad cuando había excursiones españolas, somos dos mundos que no podemos compartir, dicen que las sirenas éramos humanos.

Estamos en el fondo del mar, dicen que hace muchos, muchos, siglos y siglos atrás, los que caminaban con los pies sintieron una fascinación por el océano y fue tan grande su deseo y fascinación que los llevo a que se quedaran en el.

Hay machos y hembras, las sirenas nos reproducimos igual que los pescados, aunque no ponemos huevos, pues nuestros antepasados eran de dos pies.

Tenemos una branquia que se dilata y por ahí copulamos, nos enamoramos, pero no somos monógamos y sí, es verdad que algunas sirenas se han enamorado de humanos.

Al yo (Mary Luz) preguntarle su nombre, observo como Janny, hace diferentes movimientos con su boca y esforzándose por decir el nombre hace sonidos con su garganta.

Hare un paréntesis aquí:

En una ocasión tuve un caso parecido a lo que yo estaba viendo en ese momento en la conducta de Janny, el caso en particular fue el de un cliente que al caer en trance hipnótico en una vida pasada, se esforzaba por contestar mis preguntas y hacia diferentes sonidos guturales como si estuviera hablando, pero al final no emitía ni una sola palabra.

Al sacarlo del trance, me pudo contar su experiencia de que se había visto como hombre con los pies muy grandes sin calzado, manos grandes con aspecto burdo, en una cueva donde entraba muy poco la luz, vestido con pieles de animales y a la vez veía a otros vestidos con pieles y aspecto muy parecido al de un simio.

Después de su relato, llegamos a la conclusión que resulto ser que había sido un cavernícola tan antiguo, que en su época no habían desarrollado el lenguaje.

Me quede sorprendida con este caso al descubrir que aunque su cerebro registraba y entendía mis preguntas en el idioma español, no podía emitir palabra al estar allí como cavernícola sin haber llegado al grado de desarrollar el lenguaje, esto apoya nuevamente las conclusiones a las que llegue y comente anteriormente que cuando se hace una "regresión" en realidad no es una regresión, la persona no está recordando, es un viaje en el tiempo y el espacio, tu realmente estas allí en esa realidad, es como estar en 2 mundos paralelos al mismo tiempo, ya que el cliente me reporto que entendía mis preguntas, o sea que su cerebro entendía la pregunta pero su realidad del otro lado no le permitía emitir la respuesta.

Bueno volvamos con Janny.

Luego de hacer gestos y sonidos guturales Janny dijo: no puedo decir cómo me llamo, porque mi nombre es un sonido que no puedo reproducir con mi garganta.

Somos nómadas, no hay asentamientos debajo del agua, comemos flora, tenemos inteligencia, nos dan miedo los seres humanos, creemos que son más poderosos los vemos como una raza superior. Los miramos de lejos, no nos gusta que nos miren, las hembras somos más inquietas que los machos, por eso es que casi siempre que los humanos ven una sirena es femenina, por que nosotras somos más atrevidas e inquietas que los machos y observamos de lejos a los humanos.

Todo el tiempo hay otros animales que nos quieren comer, tenemos códigos de alerta, hay guardianes que protegen al clan, tienen lanzas hechas con huesos, pero con todo y eso, muchos de nosotros han sido comidos por bestias marítimas.

Pero aunque siempre hay el riesgo de que estas bestias nos devoren, nos dan más miedo los seres humanos.

Estamos en todos los mares del mundo, en la profundidad de los mares hay zonas donde hay luz dependiendo del punto geográfico.

En el fondo del mar hay bestias marinas prehistóricas que se piensan extintas, pero no están extintas, tienen nombre como nosotros, pero son sonidos que yo no puedo pronunciar en este momento con mi garganta humana, abajo del mar todo son sonidos y ondas vibratorias.

Tengo una aleta en la parte inferior y aletas en las manos, tenemos los 5 dedos en cada mano pero están unidos por membranas que hacen ver las manos como aletas; soy de color verde, tengo senos y facciones faciales humanoides, no tengo cabello, mis ojos también tienen una membrana.

Dicen que somos evolución de los ancestros, que al principio no éramos así. También dicen que teníamos estirpes, no tenemos un líder, somos organizados y cooperativos, pero no hay jerarquías.

Muchas veces morimos al ser comidos y por qué no encontramos las condiciones que necesitamos para vivir poco después de la reproducción.

Yo (Mary Luz) impresionada de lo que Janny me estaba contando, le pregunte: estas recordando tu reencarnación como sirena cuando existían?

La respuesta que me dio Janny al preguntarle si esto era un recuerdo, me dejo maravillada.

Janny dijo: no, las sirenas aún existen.

Yo (Mary Luz) intrigada pregunte, donde?

Janny dijo: lo siento, no puedo decir nuestra localización, eso es traición a la comunidad, no debemos guiar a los humanos a donde estamos.

Nota:

Yo entendí perfectamente su silencio y lealtad, Dios sabe cuánto amo a la humanidad, pero mi amor no es ciego.

Sé, que tan oscuras y destructoras pueden ser algunas mentes humanas, como sin compasión, un ser humano es capaz de esclavizar a otro ser humano o a cualquier otra especie; claro que comparto que se debe mantener en secreto, además de que comprendo ampliamente el miedo que les tienen a los seres humanos.

Janny continuo…

Plantamos flora y especies marinas, animales para mantener el equilibrio. Si los seres humanos supieran vivir en armonía, nosotros los guiaríamos, les enseñaríamos, estamos muy acostumbrados al trabajo en equipo por sobrevivencia y a la fraternidad, el tiempo se nos va en sobrevivir.

No hemos evolucionado al grado de tener oficios, no hay lucha por nada, todo el tiempo estamos en el fondo del mar, pero algunas veces los más arriesgados se van hasta la superficie y sacan la cabeza del agua.

Pausa.. Janny hace un gesto como observando algo… y dice:

Hay un piso como de ajedrez, hay unas columnas como griegas y hay un letrero con el nombre de la ciudad, puedo ver claramente los símbolos y letras, pero no los puedo leer, son como símbolos griegos.

El ser humano es tan reducido en su pensamiento, hay muchas otras especies humanoides aquí y seres de otro planeta explorando los cofres que aquí hay.

Hay muchas civilizaciones que se les ha tragado el mar, hay una que es Asiática.

El problema con los gobernantes del mundo, es que el grupo equivocado es el que está a cargo, la gente debe presionar a sus líderes para que esto cambie, vigilándolos, observándolos, comprometiéndolos.

En el 2012 se va a empezar un despertar, un aprender, mas concientización, la gente está cansada en el mundo entero de atropellos e injusticias.

Nota:

El relato de Janny es muy interesante, porque ella se identifica como una sirena que está viviendo esa realidad y me está reportando todo lo que ve y lo que sabe con su conciencia de sirena.

Inclusive, protege a su comunidad guardando la localización geográfica donde se encuentran, pero a la vez utiliza vocabulario y hace comentarios que me dejan saber claramente que vienen de la mente de Janny como humana; como por ejemplo cuando habla del piso que se ve como ajedrez y de las columnas griegas y el comentario final donde dice la limitación del pensamiento humano, creyendo que están solos y nos dice que hay otros explorando los cofres que hay allí.

Cofres? la asociación que puede hacer mi mente de la palabra cofre, con lo que quiso decir, es: tesoro, lo interpreto como que hay otros seres estudiando en el fondo del mar, la riqueza que allí vive.

Esto me lleva a pensar que cuando Janny está en trance hipnótico, es como si tuviera la capacidad no solamente de estar en dos lugares a la vez, en el consultorio conmigo y en donde se encuentre a nivel mental, en este caso en el fondo del mar, sino que también tuviera la conciencia y el conocimiento de los dos personajes simultáneamente y con los comentarios elevados que hace, a la vez es como si una conciencia superior hablara a través de ella.

Janny en esta vida es una mujer que fue criada en un hogar de clase media, tuvo acceso a la educación a nivel técnico, ya que es cosmetóloga y aunque es muy inteligente y culta no estudio una carrera profesional, que le ayudara a desarrollar los conceptos y el vocabulario para expresarse de la forma que lo hace algunas veces cuando está en trance. Sí, se reconoce y ella lo expresa cuando alguien mas es quien le está diciendo las cosas, pero hay momentos en los que claramente es evidente, que es una conciencia superior la que habla.

A que me refiero con conciencia superior? al conocimiento adquirido después de haber vivido tantas veces y estar expuestos a las experiencias de cada vida y lograr comprender la lección de las vidas pasadas.

No necesitaba Janny haber ido a la Universidad y tener una educación universitaria en esta vida, para decir lo que decía, parecía ser, que una conciencia superior hablaba por ella, o a través de ella, o era su propia conciencia superior la que hablaba basada en las lecciones que ya estaban aprendidas?

Una vez más venia a mi mente, lo que Joel en una ocasión nos dijo:

Somos lo que hemos sido! (Joel)

LAZOS DE AMOR

Janny llega a una nueva sesión, muy contenta porque se ha sentido muy bien. Me cuenta que esta semana instintiva y espontáneamente sintió la necesidad de elegir alimentos más sanos, que ha estado caminando de 2 a 3 veces por semana y piensa continuar con esta rutina. Además comenta, que está muy sorprendida con todo lo que ha avanzado.

En esta sesión, Janny recordó su vida como campesina en la India en 1800 con el nombre de Patrick.

Janny explica, que tiene nombre inglés, debido a la colonización de Inglaterra sobre la India.

En esta reencarnación, Janny tenía una relación incestuosa con su padre que era inglés casado con una hindú.

La relación incestuosa a la que ella se refería era a nivel sentimental y emocional; ya, que, nunca se consumó una relación carnal, pero había un sentimiento mutuo de atracción sexual que nunca llega a la intimidad, puesto que ella se casa con otro hombre y se aleja para siempre de su padre. Ella reconoce a su padre en esa vida como su novio actual.

También descubre que la razón por lo cual en esta vida tiende a alimentarse de mas, es porque siente culpa por haber despertado instintos sexuales en su padre en esa vida en la India y se ha traído esa culpa a esta vida; por lo tanto a nivel subconsciente quiere ser obesa, por qué no quiere que vuelva a suceder eso con los hombres de su familia, cn sus propias palabras expresa, que no quiere ser hermosa, ni inteligente, ni vivaz, para los hombres de su casa.

En esa misma sesión; recuerda su vida como Raquel en Grecia 1600 antes de Cristo en Atenas, casada con un hombre que trabaja en el Partenón donde legislan las leyes.

Reporta que pertenece a una familia de clase social alta, lo que ella en sus propias palabras describe como familia bien avenida.

Ella revisa un momento importante de esta vida, donde, ella está embarazada y aunque ama a su marido, tiene un novio anterior a su marido que ahora es su amigo, que la procura y acompaña más que su marido infiel y lo reconoce nuevamente como su novio actual (la misma alma que fue su padre cuando fue una campesina hindú y que en su vida presente es su novio).

Raquel da a luz un niño al que llama Spar Argus, relata que será criado para gobernar, reconoce el alma de ese niño como el alma de su hermano menor en su vida actual, con el cual se lleva muy bien.

Spar Argus es robado a la edad de 6 años del patio de su casa, nunca lo vuelven a ver, creen que está muerto, pero nunca lo confirman y como resultado Raquel pierde la razón, su esposo y su familia quedan muy afectados por el acontecimiento.

Raquel tiene posteriormente una niña que la cría su madre, pues Raquel pierde sus facultades mentales y nunca vuelve a comer comida regular.

Solo se alimenta de hierbas amargas y agrias como castigo, porque siente que no se merece nada mas, vive unos años muy debilitada y enferma, muere a los 36 años al dar a luz nuevamente un varón, que le ponen el mismo nombre de el niño perdido: Spar Argus.

Al llevarla en trance al momento de su muerte como Raquel, a nivel espiritual descubre que el ultimo niño que dio a luz era la misma alma de su hijo perdido; esto significa que el niño perdido si murió y retorno nuevamente como su hijo, la misma alma que es su hermano menor actualmente en esta vida.

Este ultimo niño si logra su misión de ser criado para aprender las leyes y gobernar.

Luego de indagar cual había sido el aprendizaje de esa vida, Janny dijo las siguientes palabras:

El aprendizaje de mi vida como Raquel, fue servir como canal para que esta alma (la del niño perdido, mi hermano menor en esta vida) cumpliera su encomienda, tenía que suceder así, irse temprano, morir a corta edad, para volver en otro cuerpo.

Somos canales para que otros cumplan sus destinos, las almas nos ayudamos mutuamente, así pueden venir otros a cumplir sus destinos, nos ayudamos en nuestro crecimiento y vamos creando lazos de amor.

Nota:

Lo que a continuación dice Janny lo dijo aún en el momento que ha fallecido como Raquel y está respondiendo a mi pregunta de qué aprendió en esa vida.

En hipnosis cuando estás en este punto, dependiendo el grado de profundidad que puedes alcanzar en el trance, es un momento perfecto para hacer una sesión de VEV (vida entre vidas, ver glosario de términos) porque estas conectado a la dimensión espiritual y por lo tanto haces contacto con mundos superiores.

Janny estando en este punto de conexión, dice textualmente lo siguiente:

Tengo una bata blanca y estoy ante una luz brillante, soy muy pequeña al lado de esa luz. Esa luz es un fragmento de Dios… tan solo un fragmento de Dios.

Estoy enmendándome, pido piedad a la luz…

Hay alguien más ahí, también materializándose en forma humana, aunque no es humano, también es un ser de luz, un maestro que me toma de la mano y me dice que lo escuche, que no tema.

Le pregunto, qué es la luz? me contesta y dice que somos todos, que eso somos todos… luz, solo que mi mente no lo entiende, que aún necesito de imágenes humanas para poder entender.

Me pide que lo escuche, que aquiete mi mente y que lo escuche.

Yo lo escucho... (hay un silencio)

Me pregunta si recibí el mensaje de cómo está conformado Dios.

Yo le digo que sí, me pide que le diga en palabras lo más cercano a lo que se me dijo.

Janny se acomoda en el sillón, frunce el seño y dice lo siguiente:

Dios no es uno solo, (enfatiza) NO! la humanidad al crear un Dios omnipotente, omnipresente y al hacernos creer que es una sola entidad se engaña.

NO! Dios es el conjunto y la agrupación de todos los seres que han alcanzado el nivel máximo del amor y se han hecho una sola energía. Eso es Dios!

Dios es la energía en todos los seres que han alcanzado el máximo estado de conciencia, por eso es omnisapiente porque es el cumulo del conocimiento, amor, experiencias, de los seres que alcanzan la mayor virtud y todos somos parte de eso, en algún momento todos llegaremos allí!.

Dios es la formación de una simple alma.... como la que experimentamos en el aquí y en el ahora y es la expresión de la máxima virtud.

Otros seres en el universo, llegan a evolucionar tanto, o igual, que llegan al estado de virtud plena.

Cuando uno pide a Dios, nos llegan fragmentos de esa energía omnipresente, de ese estado de plenitud y virtud, eso es Dios!

Todos somos Dios! partes que se unirán en un destino final, que es la unión con Dios, ser parte de Dios.

No hay mas verdad que eso, los ángeles, los seres celestiales, evolucionan para poder llegar a la frecuencia vibratoria y ser parte de Dios, de la energía de Dios.

Para que lo entendamos mejor, más acomodado a nuestra mente humana: es como si Dios estuviera conformado de muchos Dioses, es la energía compuesta de muchos Dioses que se hacen uno solo, que están en la misma frecuencia, que sus mismas energías se atraen como magnetos, para mantenerse unidas.

Después de estas palabras, Janny nuevamente me dejaba impresionada de lo que era capaz de hacer, tenía una capacidad extraordinaria para hacer conexión con entidades superiores y evidentemente estaba siendo utilizada para darnos un mensaje.

Acerca del mensaje de lo que es Dios, está más claro que el agua, así que solo me limitare a recordar lo que dijo un sabio ante una verdad absoluta y universal, luego de haber explicado la verdad más grande de la vida:

El sabio dijo: AMA A TU PROJIMO COMO A TI MISMO, **el resto son comentarios**. Después del mensaje de lo que es Dios, yo no tengo ningún comentario.

Por otro lado el aprendizaje de esta sesión es:

Poder entender, como una vida marcada por la atracción incestuosa de un padre hacia su hija y de la hija hacia su padre, aun que no se consuma el acto de incesto, se trae ella esa culpa de saber que no es correcto.

A nivel espiritual, es el mero reconocimiento de dos almas, que han estado enlazadas por mucho tiempo y que tienen un amor por desarrollar; un amor en proceso.

Además es prueba, de que la energía que somos, queda impregnada con asuntos sin resolver y nuestras siguientes vidas son el resultado y continuación de vidas pasadas. Todo está entrelazado, las cosas pendientes, se tienen que atender, todo es causa y efecto.

Además claramente Janny descubre y describe con mucha claridad, la misión que tenía como Raquel, de ser un canal para que viniera un alma a cumplir con su misión.

Si, es un hecho, como ella misma lo describe, entre almas nos ayudamos a cumplir con nuestra misión.

Espero que esta información sea un bálsamo para las heridas de los que han sufrido y sufren la pérdida de un ser querido a corta edad; también, para los que no aceptan la muerte de un ser querido.

Esto es una vez más la evidencia clara y contundente de que todo es perfecto, de que no hay errores de parte de Dios, que cada plan de vida es divino y perfecto.

MAS LAZOS DE AMOR TODO ESTÁ CONECTADO, NO HAY ESCAPE.

Luego de una inducción hipnótica rápida, Janny cae en un trance profundo.

Atenas 1600 a.C. (antes de Cristo) estoy con mi hermano, es apenas un joven, (Janny frunce el entrecejo como confundida) es mi hermano menor en esta vida nuevamente, se llama Argus, yo me llamo Raquel, el tiene 17 años.

Estoy confundida, no entiendo Mary Luz...

Las imágenes las veo como en una película, como observadora.

Es el ultimo día que veo a mi hermano...es muy doloroso lo que observo, esa vida estuvo muy marcada por las muertes y perdidas, por la guerra entre Atenas y Sparta.

Mi hermano muere. Se suponía que no debía ir al combate, solamente daría dirección y guiaría, pero lo asesinan.

Mi madre de esa vida, es la misma alma de mi madre en mi vida actual. Nos llevamos muy bien. Soy huérfana de padre y al perder a mi hermano eso me priva de la felicidad. El dolor de esa pérdida lo llevo en el alma aún, porque lo amo intensamente; el alma de este hermano Argus, es la misma alma de mi hermano menor actualmente y nos amamos.

Nota:

No solo ella estaba confundida, yo también, puesto que en el relato anterior había dicho que siendo Raquel, Argus era su hijo, ahora decía que era su hermano.

Coincidía perfectamente la fecha y el hecho de que lo reconocía como el alma de su hermano menor actual, pero como así que era su hermano y no su hijo, como lo había mencionado anteriormente?

Al pedirle una aclaración, ella se quedo en silencio por un momento como observando con atención; luego, dijo:

Dios revélame lo que necesito aprender de este momento… de esta memoria.

Acto seguido dice: el alma de mi hermano Argus primero, muerto en combate, regresó a la misma familia en el mismo periodo como mi primer hijo Argus segundo, el que se perdió y Argus tercero mi segundo hijo varón, el que nace en el parto donde yo muero.

El, al final se queda a cumplir su destino. Somos canales y las almas nos ayudamos unas a otras a cumplir nuestro destino…. todo está predestinado.

Nos extrañamos durante estas ausencias, pero al final nos reencontramos, él como mi hermano menor en mi vida actual, nos hemos amado desde hace mucho tiempo.

Hay ciclos que nos toca de hombre y otros de mujer, diferentes destinos, razas, culturas, regresamos una y otra vez hasta que cumplimos la misión, pueden haber interrupciones co-realidades por el libre albedrio, en este caso regreso 3 veces por el libre albedrio en el mismo periodo de tiempo hasta que cumplió su misión.

La muerte, es algo que se planea antes de llegar acá, pero la vida también puede ser interrumpida por el libre albedrio o por tu propia mano, pero tienes que regresar.

Janny se detiene un momento y dice:

Mary Luz, desde el momento de la procreación cuando mi mamá quedo embarazada en esta vida de mi hermano menor, yo sabía que era esa alma, yo reconocía esa alma, no sé cómo explicarlo, desde que mi hermano tenía 5 años y yo 10 años sentía miedo a perderlo.

Con el alma de mi hermano menor, nos hemos visto en jardines celestiales y esperamos entre vida y vida para volver a vernos. El me platica de sus planes y proyectos para sus próximo retornos.

El es mucho más sabio que yo, es una contraparte mía, él masculino y yo femenina, nunca nos hemos visto los dos del mismo sexo. El reconoce que yo le tengo un amor infinito...

Estamos en un jardín y él me platica de sus cosas, me trata con mucho cariño, no hemos tenido muchas vidas juntos, hemos compartido mas a nivel espiritual.

En esta vida le tocara a él despedirme, yo me iré primero. Es un dar y un recibir, yo lo traje al mundo 2 veces y él me despedirá en esta vida, quedaremos saldados, habremos concluido el proceso de ayuda, el proceso karmico.

Con él no habrá más que dicha y lazos de amor fraternales, nos seguiremos viendo y disfrutando uno del otro en el plano espiritual, él tiene que trabajar con otras almas y yo con otras.

Sin embargo, el conflicto con el alma de mi hermano mayor es grande; es tan grande, que no puedo ni siquiera hablar de él, lo repelo, vienen juntos con mi papa, entre mi hermano mayor, mi madre y yo hay complicaciones de habernos amado.

Con mi hermano mayor estoy viviendo ahora, es como si viviera con el enemigo bajo el mismo techo.

Janny hace silencio por un breve lapso de tiempo...luego dice:

En 1946 mi hermano mayor me delata, da parte a las autoridades de mi trabajo ilícito, él es uno de mis sicarios, entre más conflicto creas con las almas, más cercanas te tocan, no hay escape.

La amada presencia Divina nos pone este trabajo, es allí donde está la luz, volvemos a repetir escenas una y otra vez, lo desprecio, lo odio!

El odio es tan grande, que lo evito, no lo tolero, no soporto su presencia!

Yo debo comprender que lo menospreciaba, lo sobajaba, el me espiaba en la última vida antes de esta vida, cuando era Richard.

El me espiaba y yo sentía una traición de su parte, estábamos altamente enganchados, es una alma atrasada, pero nos hemos enganchado en conflictos, creando karma.

Yo tengo la sensación de que me espía y él fue el que me entrego a las autoridades, cuando yo era Richard.

Lo aborrezco, lo culpo a él por haberme ocasionado la muerte, por él haberme entregado yo trato de escapar de las autoridades y muero al chocarme con otro vehículo, tan intenso es mi odio, que no hay perdón. De toda la gente que conozco, él es el que más rechazo, por eso somos hermanos, es la primera vez que me siento tan renuente, la memoria es muy fresca.

Al ver que Janny tiene tanto resentimiento con el alma de su hermano mayor, trato de llevarla a otra vida que tenga que ver con el lazo que la une a él, antes de que se reencontraran en 1946 siendo Richard; pero ella se niega, no puede ver nada, esta negación le produce dolor físico, yo le digo que no hay problema que lo trabajaremos después cuando ella esté lista, ella me confirma que así debe ser, ya que Joel le dice, que me diga, que la lleve despacio.

Le doy instrucciones para que descanse, ella descansa muy brevemente, tal vez unos segundos y dice:

La interacción entre almas... por eso es importante recordar subconscientemente cómo nos conocemos, así descubrimos como nos envolvemos en emociones, como repetimos escenas, como regresamos a lugares y la urgencia que llevamos todos los involucrados para sanarnos.

Volvemos a caer en grupo para sanarnos y enmendarnos y como volvemos a encontrarnos, no nos escapamos de vivir en amor.

El universo nos pone tan cerquita uno del otro, para que inevitablemente podamos vivenciar el amor.

La máquina del tiempo está plasmada en cada célula, somos todo lo que hemos sido, en cada chispa de cada célula, porque hay una parte más pequeñita que una célula.

Joel apareció Mary Luz, dice lo siguiente:

Experimentar dolor físico en las regresiones es buen síntoma; ya que es la confirmación en este plano de lo que se tiene que enmendar, es la manifestación en este plano de las memorias de dolor karmico.

Las memorias no se olvidan, se duermen en el tiempo y el dolor es recordar que están aún ahí, es recordar cómo nos condicionamos en otro lado.

El me advierte que estaré con dolor físico, un par de horas más.

Mary Luz: Joel, es recomendable utilizar hierbas y esencias de flores como paliativo para calmar el malestar durante el proceso de sanación?

Janny: Joel dice que es muy prudente que uses las hierbas y las flores de Bach, para aliviar los dolores de la gente.

Mary Luz: pregunto sobre un caso de uno de mis clientes un poco complicado.

Janny: Joel me informa que él te guía con cada caso y dice que debes de llevarlo a detectar el problema Karmico, la raíz del problema en este cliente es karmico, te recomienda que pidas a Dios que lo revele en la siguiente sesión.

Joel dice que muchos casos que no tienen progreso, son karmicos y que se tienen que curar en el astral y en el físico.

Se deben trabajar en ambos planos, no solamente en el físico con intención y con voluntad, sino también a nivel físico en el aquí y en el ahora para equilibrar.

Las personas pueden trabajar muy duro en el aquí y en el ahora, pero también tendrán que trabajar espiritualmente y viceversa, ya que la perfección no está en este plano físico.

Joel dice que escribirás muchas cosas sobre el comportamiento del alma, que no pienses ni por un minuto que lo hemos aprendido y escuchado todo, que hasta el último momento seguiremos aprendiendo mucho del comportamiento humano y del comportamiento del alma. Enfatiza en que ni por un instante creamos que lo hemos escuchado todo. Escribirás más libros Mary Luz, vendrán más personas con nuevos relatos y vivencias de cómo nos condicionamos en el otro lado.

Alguien, una voz me dice de un camino de espinas, el camino de la curación está lleno de espinas, pero a la vez es maravilloso.

Joel esta serio, el día de hoy. Está bastante serio, creo que es conmigo, dice que tenemos que acallar nuestros egos que el aprendizaje está entre las personas, las almas, que lo documentes todo Mary Luz y lo organices y que lo des a conocer.

Mary luz: (tratando de saber si es conmigo que esta serio pregunto) Joel me podrías decir si voy muy lento con el libro SANA?

Janny: Joel contesta que él no sabe de tiempos.

El está muy serio con nosotras, pero tiene que ver algo con el libro de CREE, dice que tenemos que creer que eso que llamamos intuición, impulso, son seres de otro lado, tenemos que trabajar con una parte obscura, que no fue coincidencia lo que sucedió cuando nos atacaron, que este evento también tiene su parte de importancia.

Confirma que siempre estuvo allí protegiéndonos, que ambas estamos juntas siempre. Posteriormente serás instruida para hacer una nueva labor en el lado que no es muy luminoso, que no temamos, puesto que tenemos que aprender para poder ayudar, primero tenemos que conocerlos, que no tengamos miedo, siempre estamos protegidas.

Joel nos recomienda siempre utilizar la burbuja azul de protección, por eso se nos dan herramientas para que las usemos y que las compartamos con quienes estén listos a escuchar. Nos pide que seamos prudentes y no nos desgastemos con quienes no quieren escuchar.

Janny se queda un momento en silencio y luego dice:

Mary Luz, Joel también esta serio contigo por qué no puede comunicarse contigo directamente, sino que tiene que ser a través de mi.

El quiere que te comuniques directamente con él, por qué hay mucho que aprender y escribir.

Yo (Mary Luz) le digo que sí, que entiendo, que voy a hacer todo lo posible por desarrollar más mi parte psíquica y le pregunto si tiene algunas recomendaciones, como meditación, alimentación ejercicios, etc.

Joel dice que por ahora, lo que se venga a tu mente por mas fuera de lugar que pudiera ser, no lo es. Se refiere a tu próximo libro CREE, que solamente tienes que auto disciplinarte y telepáticamente escribirle, pronunciarlo, o hacerle una pregunta después de mencionarlo, que no hay necesidad de absolutamente nada más, que lo contactes telepáticamente.

Joel también habla de tus clientes, el dice que los cuidas con mucho amor y que él lo sabe.

Mary Luz, tu ángel Ariel esta aquí, Joel siempre está en la ventana y Ariel está detrás de ti con su corneta, dice que recordemos cuando estamos allá en el mundo invisible y que traigamos esa memoria acá al mundo visible, que te ama y que trabajes en conocer el nombre de tu espíritu guía, que el mundo celestial es en algo que también debemos trabajar.

Los espíritus guías son almas que han estado encarnadas y nos ayudan a llevar nuestras reencarnaciones en este plano.

Para identificar a tu espíritu guía puedes ponerle un nombre cualquiera y llamarlo, no importa como lo llames, pero insiste en que lo hagas, ellos también crecen al igual que los ángeles, crecen si nosotros permitimos que nos ayuden.

Tu espíritu guía, Joel y Ariel siempre te acompañan.

Mary Luz, además Joel dice que recuerdes el proyecto que tienes con musicoterapia, que hay puertas tridimensionales que te abre la música, que los olores y la música son puertas.

El proyecto musical lo tienes que hacer con un equipo de gente; cuando lo estés realizando, piensa en un tema, en una puerta que quieras abrir, pues la música sana por que abre puertas.

Joel dice que el 90% de la música que escucha el mundo es incorrecta y causa mucho dolor y enfermedad a la humanidad.

Te recuerda que debes colaborar en parar la contaminación musical con tu proyecto musical, ya que hay mucho dolor y desamor en las canciones, lo que has aprendido del amor debes transmitirlo también a través de la música, dile al mundo que nos volvemos a encontrar a las almas pero en armonía, háblales del retorno del alma y de que el conflicto solo existe aquí, en esta dimensión.

Nota:

A lo que se refería Joel cuando nos dijo que lo que sucedió no fue casualidad, es a un ataque psíquico que tuvimos de entes oscuros de otra dimensión, en el cual un ente masculino intentan darme un mensaje a través de Janny gritándome: vieja loca! en esa ocasión Janny lucha con esta entidad que trata de poseerla y por un instante, Janny cambia su expresión facial y su voz calmada por una expresión facial dura y una voz gruesa diciendo: no soy Janny, vieja loca!!! inmediatamente la tomo de la mano, ella se recupera, y se logra zafar de esta entidad, llegan seres celestiales y nos ayudan a liberarnos de este ataque.

Este fue el primero, pero no el único ataque que sufriéramos, mas adelante nos vuelven a atacar con más fuerza, con este apenas nos dimos cuenta que mientras los seres celestiales estaban muy contentos con nuestra labor, habían otros del otro lado que estaban muy enojados con nuestro buen desempeño.

TODO LO QUE SE EXPONE A LA LUZ, EN LUZ SE CONVIERTE

Janny reporta que se ha sentido muy bien, esta muy satisfecha porque ahora es mas sociable, siente que su vida ha cambiado, después de estar totalmente aislada ahora interactúa mas con otras personas, dice textualmente:

"Es un éxito que ahora me este socializando, soy más plena".

También verbaliza, que ahora sabe cuando no engancharse en conductas insanas con su padre, reconoce sus avances ya que acepta sin sufrir los defectos de sus padres.

Dice que está decidida, a apartarse de su hermano mayor pronto, ya que reconoce que no es sano vivir con él.

Yo la invito a celebrar sus logros, ya que son gracias a su esfuerzo, constancia y deseo de sanar. Luego empezamos una nueva sesión.

México DF 1700, me llamo Carola, soy solterona no me he casado, tengo 25 años.

Estoy con mi primo, que en esta vida es mi hermano menor, se llama Antonio.

Estoy en un lugar que se llama la casa de los azulejos, es un palacio, observo algo terrible, lo que te puedo describir es espantoso.

Yo (Mary Luz) la veo consternada y le insisto que me describa lo que ve.

Veo desde la ventana, la calle donde hay un cadáver, hubo una ejecución y no han retirado el cuerpo; el cadáver está cubierto de moscas, era un noble y es la primera vez que cae en tal desgracia.

Se puede caer en desgracia de otras formas, perdiendo la honra, perdiendo tu fortuna, cayendo en vergüenza, pero existe la posibilidad de recuperarte; él cayo por primera vez en desgracia hasta el fondo.

Su cuerpo, está, en exhibición para que los demás lo vean, lo mataron por corrupción, en algún momento, México no era tan corrupto y se castigaba muy fuertemente a quien se le comprobara corrupción.

Yo soy una dama de sociedad, que no me he casado, ni jamás me casare.

Janny hace una pausa, al preguntarle que pasa, dice:

Estoy embelesada con el cadáver que veo, no puedo dejar de mirarlo…

Mi primo me enseña cosas de la vida culta, pero él dice que soy soberbia y vana; me dice que soy majadera, pues maltrato a los sirvientes.

Tengo una fuerte obsesión con mi aspecto físico, soy racista y me aplico cosas en la piel para blanqueármela, además me aplico tónicos para aclararme el color de las cejas y soy casi anoréxica.

Vivo con mis padres, pero ellos viajan a Europa y se tardan tanto en el viaje, que me quedo a cargo de la casa y de la servidumbre por largos periodos de tiempo.

Yo no me he casado, porque soy una "Pereira y Pereira "y no ha llegado nadie digno de mi estirpe, de mi linaje, que no se atrevan ni siquiera a dirigirme la palabra, son impuros!

Solamente el sacerdote puede dirigirse a mí, los otros son de dudosa procedencia, tengo tan mal corazón que me alegra que castiguen a la gente.

Invierno… los mestizos nacen en verano, el invierno te conserva el color de la piel, nadie quiere tener una piel tostada por el sol.

Janny hace una pausa, entonces le doy una instrucción para que busque otro momento importante de esa vida como Carola, Janny entonces viaja a otro momento de esa vida y me informa donde esta:

Ahora estoy embarazada, pero quiero abortar, tengo 4 meses de embarazo, es hijo de mi primo Antonio; tengo deseo sexual y tenemos relaciones sexuales, él se enamora de mi e insiste en que hay una buena persona dentro de mí; pero yo sé, que soy desagradable como persona y además él tiene la piel tostada por el sol... sucedió lo del sexo, porque él me visitaba mucho y yo tenía deseo sexual.....

Janny se queda un momento en silencio y luego dice:

Mary Luz, me incomoda saber que lo reconozco, que reconozco su alma como la de mi hermano menor en esta vida, es incomodo saber que tuve relaciones sexuales con él, así sea en el pasado, en otro cuerpo... es un sentimiento raro.

De pronto, espontáneamente Janny se va a otro momento de esa vida como Carola sin darle ninguna instrucción y dice:

Ahora tengo 19 años, estoy en mi carruaje; en ese tiempo no era tan agria estaba en edad casadera, buena edad para contraer nupcias.

Entro a una tienda y compro lo que quiero, hay una señora que me acompaña, compro bombones y mis cremas para blanquearme, le digo al señor de la tienda con poco pudor que mi vello púbico es oscuro, que si puede darme algo para aclararlo; él se ofende y se aleja sin ayudarme.

Janny vuelve a quedarse en silencio, entonces le doy un comando para que busque el ultimo día de su vida como Carola, el día en que fallece.

Janny reporta:

Estoy en mi cama tengo 70 años, he vivido mucho, tuve aventuras pero nunca me case, tenía mucho deseo sexual y tuve sexo con un sirviente, también tuve un hijo de mi primo y lo crie como a un sirviente mas.

No salí por muchos meses en el embarazo. Mi primo se alejo, se fue... yo tuve al niño y él pensó que yo había matado al niño por que el me cree capaz de hacerlo, pero en verdad yo tuve al niño en la casa como a un sirviente marginado, la servidumbre le puso el nombre de Carlos, nunca manifesté ningún apego o deseo de amar a ese niño. Jamás me enamore de nadie, solo sentía deseo sexual.

La servidumbre crio a mi hijo...

Janny sin ninguna instrucción mía, automáticamente se devuelve a la edad de 33 años como Carola y dice:

Estoy quedada, no hay hombre que me despose; pero no me importa, yo pienso que nadie es digno de mi.

Hay muchos espejos en la casa y me obsesiona el color de la piel, paso mucho tiempo en el espejo... pero no soy bella, simplemente aristócrata.

Pienso en envenenar al niño y lo hago, pero no muere.

Ahora quiero estrangularlo, lo tengo en mis manos y lo muerdo... lo mate Mary Luz... lo mate!

Ese niño en esta vida es mi padre, ahora comprendo, porque mi padre me odia, yo no soy víctima, mi alma no es víctima, soy un pedazo de basura, como no me va a odiar si tiene derecho a no quererme, lo ahorqué con mucho odio y saña y sin ningún remordimiento, esa creatura nunca me hizo nada y era mi hijo.

"Dios mío perdona mi alma, es una atrocidad, no me lo perdono"!

Después de que mato al niño, me agrio mas y me obsesiono con mi imagen, aún mas.

Janny mientras dice estas palabras se retuerce en el sillón mostrando su dolor, este recuerdo le causa mucho sufrimiento, le doy un comando para que se calme y la guio a un lugar seguro, invitándola a sanar, a dejar ir el dolor y a quedarse con la sabiduría.

Janny recobra la compostura y luego de un muy breve descanso verbaliza:

Mary Luz, las almas regresan algunas veces a los mismos lugares en corto tiempo, a corregir, a hacer las cosas bien.

Cuando deje, ese cuerpo como Carola, regrese inmediatamente por que quería limpiar el dolor que cause.

Regreso al DF con el propósito de hacer bien, de corregir.

Retorno como Sonia de Velásquez, soy blanca, con el pelo negro, me acepto mas, sigo siendo de la aristocracia, tengo pareja, pedí al universo que me diera la oportunidad de cambiar, de tapar a Carola, hasta el nombre me es repulsivo.

Como Sonia de Vásquez, tengo debilidad por los niños varones, y logro después de muchos años e intentos tener hijos ya entrada en edad.

Mary Luz, algo tiene que ver el hecho de parir con las facultades mentales y me traje eso de Carola.

Los problemas mentales, se heredan de vida, en vida, si no los resuelves, te los vas cargando, hasta que los resuelves, al resolverlos, logras sanar.

Yo ando detrás del alma de mi padre desde 1520, desde que él me violento yo siendo Chilo y él Josué, hasta ser él, mi hijo cuando fui Carola en 1700 y luego haber sido asesinado como Richard en Noviembre de 1948 porque uno de mis hombres me delata, ese hombre era el alma de mi hermano mayor, pero el que me entro a la mafia en 1922 cuando era Richard, fue mi tío que era el alma de mi padre y ahora me lo vuelvo a encontrar como mi padre actual.

Estamos completamente atados, yo no he sido tan buena todo el tiempo y yo he tenido más vidas como ser humano, que él.

En 1922 hago un acto para reconciliarme con el alma de mi padre, nos reconocemos Mary Luz, por que las almas se reconocen.

El me desprecia desde el momento en que me ve, él es mi tío, yo soy Richard, un chico de 16 años. Me levanta de la camisa y me grita! "bastardo, cucaracha, jamás llegaras a ser nada"! y aunque me trata muy mal yo lo quiero.

Los rasgos de personalidad en esa vida, son muy parecidos a cuando él fue Josué en 1520, cuando él también me maltrato, los puedo reconocer.

Un silencio breve y Janny dice:

Mary Luz …: las almas estamos destinadas a repetir ciclos, incluso hasta las más mínimas actitudes, "esto es un hecho".

El es un alcohólico; y me lleva sin él proponérselo a ser parte del crimen organizado…; mi jefe inmediato se llama Marco.

Yo empiezo haciendo mandados y poco a poco voy aprendiendo el oficio de bandido, voy escalando posiciones en la mafia por mi buen desempeño.

Luego yo mismo colaboro con arrastrar el cadáver de mi tío, él y yo pertenecemos al mismo gremio criminal; yo voy avanzando, cada vez estoy más cerca a los poderosos, pero mi tío alcohólico no avanza, su personalidad marcaba sus últimos días dentro de la organización.

Tocó matarlo…! ellos estaban muy enfadados con él porque mi tío consumía la mercancía, se alcoholizaba.

Esta fue una prueba de lealtad a la organización, que me pusieron a mí.

Quiero que quede bien asentado, el momento en el que yo hago el compromiso espiritual con mi padre, como escarmiento y como aprendizaje, me toca tener su cuerpo sin vida en mis manos, esta es una nueva oportunidad de enmendarme, me dolió mucho…me marcó.

Janny descansa, yo sigo escribiendo rápidamente y revisando que haya tomado todas las notas.

Ella rompe el breve silencio y me anuncia la presencia de Joel diciendo:

Mary Luz, Joel dice lo siguiente:

"Nadie nunca te hace nada, nadie te lastima, nadie te roba nada, nunca nadie te quita la vida". (Joel)

"SOMOS EXPERIENCIA PURA NO HAY VICTIMAS".

No hay coincidencias, se dirigió la sesión de esta manera, para hacer la confirmación de esto que se ha dicho.

Mary Luz, Joel te pide que enfatices en el libro de CREE que somos experiencia pura y el que la hace de victimario lleva el doble de dolor que el que se deja victimizar, por medio de esta interacción aprendemos la compasión.

Las personas que han sido abusadas de alguna u otra forma, hay una razón divina por la cual se han encontrado, tanto el victimario como la víctima, deben estar en la misma frecuencia vibratoria para que se den las cosas.

"Si tu corazón Mary Luz, requería confirmación, él te la dio".

Nota:

Sentí una emoción indescriptible, Joel me estaba confirmando lo que yo pensaba acerca de las "victimas".

15 años atrás casi me echan de un salón de clases, me mostraron la puerta de salida en un entrenamiento en violencia domestica, porque me atreví a comentar, que para que existiera un victimario, necesariamente tenía que existir una víctima perfecta.

Lo expliqué diciendo, que era como una pieza de rompecabezas, tenían que encajar las dos piezas de forma perfecta.

Al decirme que me fuera, me leyeron la cartilla de la filosofía de la violencia domestica en la institución que ellos representaban, donde culpaban por completo al victimario y eximían de responsabilidad alguna a la víctima. Yo fingí entender la explicación que ellos tenían y decidí limitarme a respirar el resto del entrenamiento, sin decir nada, para así evitar ser expulsada del lugar.

No me interesaba, ni me interesa, tener la razón, yo solo quería tener la oportunidad de ser "voluntaria "y trabajar como mediadora en violencia domestica. Pongo voluntaria entre comillas, por que cuando tu das trabajo voluntario, el dar es pura apariencia, aparentemente es un dar, pero en realidad es un recibir, aprendí inmensamente con esa experiencia, fue una gran escuela. Gracias a todos!

Ahora si continuemos:

Advertencia!

lo que está escrito a continuación es una gran revelación para la humanidad.

Se recomienda leerlo con responsabilidad, pidiéndole a la Divinidad que te ilumine para entenderlo. Una mala interpretación de estas palabras, puede dar como resultado generación de mas karma innecesario para el crecimiento de tu alma.

Desde que Joel empezó a dictarlo, note la pesadez y difícil digestión de esta información, además, él me recomendó que había que tener especial cuidado con las malas interpretaciones.

Por eso me tomo el tiempo de dar una breve explicación personal de estas palabras al final, para asegurarme que el mensaje está bien dado.

Janny me informa que Joel dice:

Veo dolor entre los corazones ciegos, por jugar estos roles, ya es momento de que se caiga el telón.

No existe un amor más genuino que un pacto entre almas, es como ayudarse a crecer, pero el que más necesita la lección, es el victimario, no la víctima.

La victima desarrolla amor, compasión y fuerza. Todos los que se sientan victimas necesitan desarrollar fuerza espiritual, que solo bajo estas premisas se desarrollan.

El victimario necesita pasar por la experiencia de victimario, por su carga karmica. Es una forma de ganarse la luz. Por que cuando has sido temible, aborrecido, temido, corrupto, sin escrúpulos, te causas a ti mismo tanto dolor, que buscas desesperadamente la luz y creces.

Es completamente desagradable ser victimario y llevarlo en tu ADN y no purificarlo es extremadamente doloroso.

El sufrimiento de ser victimario es una forma de purificarlo, ya que llevas este dolor por tus acciones pasadas y debes depurarlo, este sufrimiento te acerca más a la luz.

En una situación de víctima y victimario crecen las dos partes, pero crece más el victimario que la víctima, puesto que, el dolor del victimario es muy grande.

"Todo es experiencia, todas las almas tienen espinas". (Joel)

Joel explica la anterior frase, dice que se refiere con esto a lo siguiente:

Los seres humanos han sido parte de ambos roles, victima y victimario. De los eventos más desagradables y el hecho de haber vivido ambos roles los libera de ser víctimas, que quede muy claro, que esto es muy importante para la humanidad.

En el momento en que las almas juegan los dos roles, se liberan los conceptos de víctima." No existen victimas "!

En abusos, asesinatos, violaciones, por más cruel que se vea no hay víctimas, hay experiencia de vida… hay luz!.

En los animales tampoco hay abuso, cuando los animales son abusados por los humanos, es también una forma de aprendizaje del alma del animalito y del humano.

Si tu alma no pasara por momentos incómodos, desagradables dolorosos, no desarrollarías valores espirituales, porque simplemente no los conoces.

Muchas veces en apariencia, las almas que más están en conflicto pareciera que no se aman, pero en verdad se aman mucho entre sí, precisamente por amor, deciden jugar un papel desagradable e ingrato para ayudarte a crecer.

Aunque sea por unos segundos, que te encuentres con alguien en conflicto como rol, ejemplo:

Policía, verdugo, abusadores, asesino, corruptos, autoridad etc. Cualquier interacción entre las almas en la infinita combinación de roles, son momentos santos, se hacen pactos entre las almas antes de retornar encarnados, para encontrarse y desarrollarse.

Muchos eventos violentos, son pactos que se hacen previamente para aprender lecciones.

Las almas que son violentadas hasta acabar con sus vidas, sí, necesitan ayuda; porque llevan dolor y se tienen que encontrar después con sus victimarios y viceversa.

Lo que sucede entre dos almas es matemático. "Das y pagas".

Todo es causa y efecto. Tienes que pagarle a la misma alma no se paga siendo bueno o generoso con otra alma, tiene que ser con el alma que estas endeudado. No hay forma de pagar una deuda karmica con otra alma siendo justo y generoso con otra alma, tiene que ser con el alma que estas endeudado.

Lo que es del Cesar es del Cesar, es arreglo ente dos almas.

El amor o el conflicto, se paga directamente con el alma que tienes la deuda. No se puede pagar el error que se cometió con un alma a través de otra alma o con otro.

Hay que tener en cuenta que se nace con un plan divino, donde todo se ha planeado previamente, pero se pueden hacer cambios por el libre albedrio, pero estos cambios no pueden alterar la misión.

No hay nada nuevo bajo el sol, las experiencias de unas almas son similitudes de situaciones y circunstancias entre almas.

Cuando nace un ser humano, se le da una fecha tentativa de muerte, esta fecha de muerte, sí, se puede cambiar por el libre albedrio, si es la decisión de la persona y la voluntad del alma.

Además, la persona escoge la forma de morir. Lo que llaman accidentes no son accidentes, son decisiones y algunas veces las personas toman decisiones, que los llevan a terminar con su vida antes de tiempo.

Los humanos, están regidos por leyes naturales que influencian la experiencia humana, por tanto, hay que respetar estas leyes.

La vida de un ser humano, es como una obra de arte, todo está perfectamente engranado y calculado.

Cuando planeamos nuestra siguiente visita o vida nos plantean diferentes opciones A,B,C, D etc. Se pueden modificar ciertas decisiones, ciertos caminos, pero en esencia la misión se debe de cumplir no se puede modificar.

Joel da un Ejemplo:

Si en tu plan de vida estaba planeado que te casaras con X y por tu libre albedrio decides casarte con Z, se puede dar si esto no implica que esto te lleve a cambiar tu misión; pero, si esto implicara un cambio de la esencia de tu misión, simplemente ese matrimonio no se daría, precisamente porque no se permite cambiar la misión.

Podemos cambiar por el libre albedrio: circunstancias. eventos, situaciones, experiencias; pero nunca la misión, porque simplemente, si intentamos hacer un cambio que implicara cambiar la misión, el universo inmediatamente se acomoda para que este cambio no se dé.

Nunca se dan las cosas con tu capricho humano o a tu gusto, se dan al mejor interés del crecimiento espiritual, del crecimiento de tu alma.

Nunca pienses, que es la última vez que ves a alguien o a una persona; eso no sucede, no existe.

Desde que tengas pendiente crecimiento espiritual, te reencontraras con esa alma en el mismo cuerpo o en otra vida, en otro cuerpo, en otras circunstancias.

Lo que está planeado se tiene que dar, lo que ha de ser será! porque hay otras almas que están esperando a que se dé tu plan de vida, para poder que se dé, el plan de vida de ellos.

Las vidas de los seres humanos están todas entrelazadas, la experiencia de vida humana está perfectamente acoplada, con otros cientos de millones de almas, por eso no hay víctimas, es como en términos artísticos, para que cada persona haga su papel en una obra de teatro, el otro tiene que haber cumplido con su rol.

Todo es tan perfecto, que unos ayudan a otros en sus diferentes roles, pero si no estás dispuesto a intercambiar roles, hay otros planetas donde todo transcurre con más tranquilidad.

Al finalizar esta revelación, yo (Mary Luz) le pregunte a Joel.

Entonces, la vida de un ser humano, es como una obra de teatro, donde todos somos actores, cada uno juega un rol diferente para ayudarse a crecer?

Joel contesto: sí y no.

Sí, porque es de esa forma como se da el crecimiento.

No, porque las alma, son mucho más que eso.

Yo (Mary Luz) quise pedir una explicación más amplia acerca de lo que en realidad somos las almas, pero Joel me interrumpió muy sutilmente diciendo.…

> Nota:
>
> Hare un paréntesis aquí, como lo dije al principio del capítulo, comentare a nivel personal, lo que significa la revelación de que no existen victimas. Mi conclusión fue aprobada por Joel. Luego proseguiré con lo que me dijo Joel cuando le pedí una explicación más amplia de lo que en verdad somos los seres humanos.

La afirmación de que no existen victimas, es simplemente una aclaración de la perfección y del cero probabilidad de error que existe en el mundo espiritual. Si existieran victimas la vida no sería justa y la vida es perfectamente justa.

Como dijo Joel: todo es causa y efecto. Todo tiene una razón de ser y una explicación divina, no existen errores ni accidentes, todo el dolor que le das a un hermano se paga. Ojo por ojo, diente por diente.

No es venganza, ni revancha, es simplemente, la reacción a una acción, hay que tomar responsabilidad por nuestros actos, por el crecimiento de nuestra alma.

El papel de "victima" y "victimario" son pactos sagrados que hacen las almas para poder crecer.

Si yo lastimo a mi hermano y no puedo entender el dolor que le cause, hago una creación de sufrir el mismo dolor en mi propia carne para entender el dolor que cause y así lograr el entendimiento y no volverlo a hacer.

Como puedo ver la luz, si no conozco la oscuridad? como puedo reconocer que algo es blanco si no he conocido las manchas de lo negro?

"Todo se debe convertir en luz, todo se debe transformar en amor. Al final, la oscuridad es solo el ayudante de la luz, para que la luz brille mas". (**Luz**)

La frase: "no existen victimas", no debe ser confundida, con una invitación a que empecemos a abusar y a generar más karma para nosotros mismos y para la humanidad.

Es una invitación a responsabilizarnos por nuestros actos y por la evolución de nuestra alma. Es una invitación, a dejar de culpar a los demás, es una invitación a despertar y a dejar atrás el dulce y pesado sueño en el que vivimos, identificándonos con el concepto de victimas desvalidas, cuando en realidad todo lo hemos escogido, creado y causado nosotros mismos, en algún punto de nuestra existencia.

Por el contrario, el saber que no existen victimas, nos libera de la necesidad de dañar a otro, ya que este conocimiento nos da la probabilidad de crecer y evolucionar, sin necesidad de crear más dolor.

El mensaje está muy claro y el asunto es serio:

Cada pensamiento, palabra, intención, acción, etc. Queda grabado en el record del alma y quedamos endeudados.

"Todo se paga".

En mis propias palabras muy terrícolas y crudas, **todo el que la hace la paga, en esta vida o en otra, al final no hay escape!**

Entonces, para ser todavía más claros y no dejar lugar a dudas, enlacemos esta información con un concepto revisado anteriormente, en mi libro SANA.

AMA A TU PROJIMO COMO A TI MISMO. EL RESTO SON COMENTARIOS.

Que quiere decir esto? que por donde nosotros miremos no importa el camino, religión, secta, ritual, nacionalidad, orientación sexual, genero, país, creencias, raza, color, cultura, diferencias, similitudes, en fin... cualquier identificación que tengas con esta vida en curso y esta dimensión en la que vivimos, todo nos lleva al mismo punto.

"El amor de los unos a los otros es la salvación y donde está la luz". (Luz)

El mensaje esta dado, es tu decisión que haces con él. Viene a mi mente ya para terminar unas palabras muy sabias del Budha.

Si ya sabes lo que tienes que hacer y no lo haces, entonces estas peor que antes. (Budha)

Ahora sí, continuemos con la forma sutil con la que me interrumpió Joel, cuando quise preguntar que somos las almas?

Recordemos que la comunicación con los ángeles se hace a nivel telepático, así que, yo no tuve ni que hablar, para él saber lo que yo estaba a punto de preguntar, pues leyó mi pensamiento, por eso intervino diciendo:

Tú Mary Luz y otras almas trabajan combatiendo al mal, es un trabajo vocacional y recordar es parte de tu trabajo, has sido elemental, no siempre has sido humana, de ahí tus dones de sanación.

Janny se detiene por un momento y luego continua...

Mary Luz te veo en un bosque, eres un elemental, yo estoy contigo, tienes rasgos similares a los de tu rostro, guardamos secretos en unas cajas, te ríes mucho y dices: vamos a engañarlos a todos, porque nunca van a encontrar mis recetas.

Eres una elemental y te llamas Mia y yo soy nuevamente tu aprendiz, somos elementales muy risueños y traviesos.

Somos muy bajitos, tenemos ropita, tus facciones son muy parecidas a las de ahora, solo que son como las de una niña, no hay humanos, hay otros que parecen hadas pero no tienen cuerpos físicos, son como hologramas, vivimos en las raíces gigantescas de los árboles y el ojo humano no nos puede ver.

Mary Luz, eres tan traviesa, que aunque sabes que no pueden saber tu conocimiento lo escondes en una caja, para que no lo encuentren....tenemos ego, pero no somos maldadosas, somos traviesas.

Los elementales no mueren, simplemente terminamos tareas y nos desintegramos, por eso tu apuro de esconder todo, pues sabes que pronto te vas a desintegrar.

Aparecemos de la nada como una chispa de luz y nos desintegramos de un momento a otro.

Yo soy tu aprendiz, te sigo por todos lados, tu eres mi profesora.

Somos una comunidad, hay oficios, es una experiencia de vida. Hay hierbas que nos hacen sentir muy bien, estamos fascinados por la alquimia.

Hace frio la mayoría del tiempo, comemos frutas y degustamos cualquier fruto de la naturaleza, eres muy picara, guardas tus recetas sanadoras, entre un montón de cachivaches.

Mary Luz te muestran esto, para que entiendas que tienes que guardar todos tus conocimientos para la posteridad.

Dice Joel, que lo guardes en algo solido, que busques la forma de perpetuar tu conocimiento para que no se pierda tu trabajo; que compartas, que no guardes cachivaches, pero asegúrate de guardar toda la información para que cuando desencarnes y vuelvas puedas encontrar esa información.

Lo de los elementales cuando fuiste Mia, fue en otro planeta, así como hay elementales en este planeta, hay elementales en otros planetas también. Fue en un planeta sobre este mismo sistema solar, fue en Marte, puesto que allá hubo vida.

Algunas personas que han tenido experiencias allá en Marte, es porque somos almas muy viejas, no es de ahora que estamos en la Tierra que tenemos conciencia, nuestra conciencia es de muchos millones de años atrás.

Hay universos, planetas, seres tan diversos y otros tan idénticos.

Unos universos tan distintos, que no podríamos entenderlos con nuestra cabeza, con nuestra mente humana.

Hay planetas similares a este, la Tierra no es la única casa.

Tratemos de vivir en armonía, que no hay nada que temer, la riqueza es del universo, la vida es hermosa y se da en todas las formas, en todo y en todas las frecuencias y dimensiones.

También existe en algunos planetas la manifestación de un pedazo de cielo, también con el cuerpo humano podemos disfrutar de un pedazo de cielo.

Hay seres de luz en el océano, la vida existe sobre este planeta y sobre muchos otros.

Todo es vida, la muerte no existe…

HERMANOS MAYORES QUE NOS GUIAN

Estoy aquí mismo en el consultorio, hay muchos seres de luz aquí y ya les dije que los puedo reconocer y escuchar.

Hay un hada que nos acompaña, se llama Lía, hay ángeles bebes, son serafines.

Mary Luz, se ven como en los libros! son como bebes, con calzoncitos o pañalitos, no tienen nada más en su cuerpo.

Las hadas son hermanas mayores de los serafines.

Oh… Ya entiendo! son como las niñeras de los angelitos bebes.

El hada tiene alas transparentes y tiene un vestido azul claro que brilla, ella es muy bonita, no camina se desliza por el aire.

Joel esta de mi lado izquierdo, ellos platican entre sí. También hay un centauro, está detrás de ti. Los centauros, son compañeros de las hadas y su misión es protegernos, ellos son el testimonio claro y contundente de creer en lo no creíble, ellos son poseedores de mucha fuerza de protección.

El centauro es grande, muy fuerte, musculoso, su cara es como de humano pero tiene una nariz y trompa como de venado, ojos cafés profundos redondos, cabellos largos hasta los hombros, ondulados, luce como un guerrero épico, mitad hombre, mitad caballo, el pelo de su parte de caballo es café, pero su cabello de la cabeza es rubio, tiene un arco y flechas.

Me comentan que nos protegen de malas influencias, de adicciones y de conductas autodestructivas.

Hay que hablarles del mundo invisible a los adictos, ya que son almas rebeldes que no quieren hacer la tarea, se les tiene que tomar a esas almas de la mano como si fueran bebes, porque son como bebes; hay que guiarlos y enseñarles como vivir, como si fueran niños, como cuando tomas a un niño de la mano, para enseñarle a escribir, porque la vida es como un papel en blanco.

Para ser profesores de esas almas, tenemos que ser tolerantes, pacientes, amorosos, tenemos que amar profundamente a la humanidad.

Almas humanas, ayudando a otras almas humanas a escribir en el papel de la vida, ese es el trabajo de ustedes.

Mary Luz, el centauro quiere decirme algo, pero su sabiduría es tan grande que no puedo entenderle, habla con una sabiduría tan impresionante! que no puedo descifrar, que es lo que dice.

Janny se queda en silencio y hace gestos con su cara, que claramente me indican, que está tratando de entender lo que le quieren transmitir.

Después de unos breves minutos dice:

Los centauros no son un mito, los centauros caminaron un día sobre la Tierra, todo lo que se ha visto plasmado sobre ésta tierra, es, porque ha caminado por ella.

Nuestra mente racional, nuestra no fe, los ha confinado a ellos en otras dimensiones, o sea que, si nosotros creemos, podremos reencontrarnos con ellos, además ellos han sido humanos también.

El centauro se llama Ergus, tiene una sabiduría peculiar y distinta a todos los que hemos visto, es muy sabio y siempre está acompañado cuando está en alguna misión.

Mary Luz: cuando la gente se droga se mete a otras dimensiones?

Janny: Joel contesta que sí, definitivamente sí y explica lo siguiente:

Cuando alguien se droga, experimentan realidades distintas y muchos de ellos pertenecen a algunas de esas realidades y por eso se quedan atorados allí.

Muchos de ellos, han sido expulsados de donde pertenecían y por eso los mandan a tener una experiencia humana, han cometido felonías y por eso se les manda a los mundos inferiores.

"La luz se gana minuto a minuto, segundo a segundo, en el momento en que dejas de ganarte la luz, retrocedes". (Joel)

Los estados límbicos se deben ganar con trabajo duro y con reconocimiento constante de la luz.

Por felonías se les manda "obligados" a tener una experiencia humana.

Nota:

Hare un pequeño paréntesis aquí ya que lo considero importante.

La información que acababa de darnos Joel hizo click en mi cerebro, ya que inmediatamente lo enlace con unas palabras que había escuchado de boca de un profesor 20 años atrás en la facultad de Psicología.

Este maestro, era especialista en adicciones y profesor de una asignatura llamada Percepción, en una ocasión en clase nos dijo lo siguiente:

Se encontraran con muchos casos difíciles en su carrera, pero unos de los más difíciles de manejar se darán cuenta que son los casos de adictos, ya que, muchos de ellos son personas extremadamente inteligentes; esto los hace excelentes manipuladores, porque te engañan con mucha facilidad, su inteligencia en muchos casos te puede confundir, porque tu no entiendes como alguien tan inteligente quiere vivir drogado.

Ahora tenían sentido estas palabras, ya que Joel nos decía, que muchos drogadictos pertenecían a otras realidades y como consecuencia de felonías, los mandaban a mundos inferiores a tener una experiencia humana. Además, Joel también dijo, que la luz se ganaba minuto a minuto, segundo a segundo, o si no retrocedías.

Tiene sentido ahora, lo de la extremada inteligencia que comentaba mi profesor, con la explicación que nos daba Joel. Los drogadictos que caen dentro de esta explicación, son más inteligentes, ya que vienen de mundos superiores y evidentemente, si vienen "obligados" no quieren estar aquí y la droga es una buena forma de visitar estas otras dimensiones a donde pertenecían y escapar de la realidad de estar en esta dimensión terrenal.

Cabe señalar que, puse entre comillas "obligados" puesto que, en verdad a ninguna alma se le obliga a nada; simplemente el sistema de evolución de las almas es tan perfecto, que las mismas almas eligen retos ineludibles para evolucionar, más adelante se explicara con más detalle este profundo concepto.

También quiero aclarar, que no todos los casos de drogadictos y alcohólicos caben en la explicación que da Joel, el claramente dijo:

Muchos de ellos pertenecen a algunas de esas realidades y por eso se quedan atorados allí. **"Joel no dijo todos"**, ya que muchos otros casos de drogadicción, no caen dentro de esta explicación y caen en las drogas por otras razones, que no tienen que ver nada con inteligencia, sí, es un escape, pero por otras razones.

La información que nos da más adelante Joel acerca de las llamadas "enfermedades mentales" y hasta de enfermedades físicas, tiene la explicación, que tanto, la ciencia y los científicos han buscado y que no han encontrado. Esta explicación tiene una lógica impresionante!

Todo, tiene sentido, cuando abrimos las puertas del mundo espiritual. (Luz)

Pienso, o más bien, ahora, estoy segura, de que los científicos no han encontrado las respuestas, porque sencillamente han buscado donde no hay.

La ciencia en su bloqueo, con la parte espiritual de los seres humanos y en su afán por demostrar todo a nivel físico, mas a eso sumado la falta de responsabilidad espiritual de muchos llamados científicos, que se quieren enriquecer a costa del sufrimiento de otros, se han perdido en explicaciones y dizque soluciones a los "problemas".

Aclaro, no tengo nada en contra de la ciencia o el método científico, porque mis principios son científicos y creo en la ciencia practicada con responsabilidad y amor a la humanidad, pero definitivamente, si veo con horror, como se ha tergiversado la misión sagrada de la ciencia, de encontrar explicaciones y soluciones para los "problemas" de la humanidad.

Pongo problemas entre comillas, porque pienso que, no son problemas, sino la ignorancia infinita, de lo que no entendemos y por consecuencia lo convertimos en un problema y a esto pónganle la cereza al pastel, adicionemos la infinita falta de humildad y una buena porción de ego, queriendo ser los dueños absolutos de la verdad y la razón, entonces tendremos como resultado, "una gran confusión".

Sí, han logrado confundir a todo el mundo y esta confusión hace que los ricos y poderosos sean más ricos y poderosos, que la humanidad este cada día más enferma y que los que manejan los hilos del poder ofrezcan la solución a los supuestos problemas.

Enriqueciéndose con grandes negocios farmacéuticos, con investigaciones pagadas para llegar a mas conclusiones que no explican nada y sostener estilos de vida a costillas de tanto "enfermo", pues la medicina se ha corrompido y se ha convertido en la industria del dolor, creando así, más enfermedades, pues creando mas enfermedad se aseguran la clientela y así perpetúan el sufrimiento de nuestra especie; mejor dicho, la combinación perfecta, para esclavizar mas a la humanidad.

Con este pensamiento viene a mi mente, algo que dijo un filósofo del siglo XVIII, Francis Bacon.

El trabajo de un científico es imaginar cómo funciona el mundo y "torturar" a la Naturaleza, para que revele sus secretos.(Francis Bacon.)

Pero dirán ustedes; bueno y si es tan criticona y ve tan claro el problema o el meollo del asunto, donde cree que esta la solución?

Pues echando mano de un sabio refrán que dice:

Si no eres parte de la solución, entonces eres parte del problema, les diré, que si se me ocurre algo:

Se me ocurre, que sería un buen comienzo, empezar a CREER y ver más allá de nuestras narices y salirnos de la cajita limitada donde nos hemos metido.

Empezar a CREER, en que los seres humanos somos mucho más que un simple pedazo de materia, que el universo es mucho más grande de lo que nuestros limitados ojos físicos pueden ver, que tuviéramos mas amor por la humanidad y por consiguiente, hubiera más dedicación enfilada a un comportamiento de verdaderos científicos descubriendo los verdaderos secretos de nuestra existencia.

El asunto no es fácil, yo lo sé, pero que les parece, si los estudiosos de la ciencia fueran capaces de ver más allá de lo físico, más dedicados a ser verdaderos científicos.

Primero, desarrollando más la parte espiritual.

Segundo, amando mas a la humanidad.

Tercero, escuchando y observando más de cerca, lo que verdaderamente es el universo.

Cuarto, no teniendo miedo de decir, lo que se tenga que decir, para ayudar a sanar la humanidad.

Me imagino que los avances de la ciencia serian más grandes y la evolución de nuestra especie se aceleraría, además que el pastel se lo comería toda la humanidad y no solamente los ricos y poderosos y los que mueven los hilos de todo lo que llaman ciencia.

Yo voto, por todo lo que signifique evolución, avance, equilibrio, comprensión, armonía, congregación, convivencia, tolerancia y liberación.

"Voto, por todo y nada! Por todo lo que libere, sane y haga feliz a la humanidad y por nada que la esclavice, la enferme y la someta al dolor"!.

Esa es mi idea. Estoy segura que muchos otros tienen ideas mucho mejores y muy buenas, que nos ayudarían a avanzar, pero hay que empezar a cambiar positivamente, primero nosotros mismos, para así poder colaborar, con el cambio positivo de la humanidad.

Continuemos ahora, después de este pensamiento, con Joel.

Después de lo que acababa de expresar Joel, surgieron muchas preguntas de mi parte, que a continuación compartiré las respuestas con ustedes, más adelante se ampliaran estas respuestas.

Le pregunte a Joel:

Mary Luz: cuál es la causa de la adicción al sexo?

Janny: Joel dice, que son arrastres de vidas anteriores.

Mary Luz: cuál es la causa de la neurosis?

Janny: Joel dice, que es la falta de luz y de conciencia.

Mary Luz: cuál es la causa del Alzheimer?

Janny: Joel dice, que es el deseo de retornar a casa y se van espiritualmente antes de que se hayan ido físicamente.

Mary Luz: cuál es la causa del alcoholismo?

Janny: Joel dice, que es un escape de esta realidad, el alcohol invade al mundo, la clave está en el retorno del alma Mary Luz.

Todo es tan sencillo, como que la gente empiece a aceptar el retorno del alma, para que adictos, alcohólicos, sidosos, cancerosos, ansiosos, neuróticos, etc. Se sanen.

"El día que la Humanidad acepte que nuestra alma es inmortal, se acabará: el cáncer, el sida, los enfermos mentales, las enfermedades crónicas y/o degenerativas, las enfermedades virulentas y/o contagiosas o cualquier tipo de enfermedad. Ya que, la gente habrá aceptado la verdad de lo que es, el miedo desaparecerá y la mente habrá entendido, que no es necesario crear enfermedad." (Joel)

Joel continua:

Las enfermedades no son más, que los deseos reprimidos, por la dolorosa caminata de este planeta. (Joel)

El Centauro dice:

Un día los hombres fueron capaces de imaginar un ser, mitad hombre y mitad bestia y entonces surgí yo.

Yo pise la tierra y camine por ella, combatí en batallas al lado de ellos, con la fuerza de una bestia y la inteligencia y el corazón de un hombre.

Fui creado en la mente de los Griegos y materializado por ellos. Los antiguos Griegos creyeron en mí y me materializaron.

Porque si eres capaz de pensarlo ya existe, en el plano mental ya es una creación, además habían muchas bestias de similitud a un centauro.

La esfinge de la mitología Griega, es real, no es un mito, ni una casualidad, que estén los relatos en los libros.

Junto a la esfinge y a otras bestias, luchamos en las guerras.

Todo lo que ha quedado plasmado sobre la Tierra, es porque ha caminado sobre la Tierra. (Ergus)

Esto quiere decir: que de todo lo que ha quedado record en libros, historias, dibujos, "leyendas", cuentos, imágenes, arte etc. Es porque ha caminado sobre la Tierra y no dije existido, porque aun existen, en esta y en otras dimensiones.

Desde que el mundo es mundo y los humanos lo han habitado, su poder de creación ha sido utilizado. Lo citado en los libros como por ejemplo la mitología Griega, no es el producto de la imaginación de una mente o mentes

brillantes, es simplemente el record que existe claro, del gran poder de creación de los humanos. (Ergus)

Janny continua expresando todo lo que le dicen y me comenta emocionada:

Mary Luz, Ergus, me muestra sus cicatrices de guerra, es amoroso y protector.

Mary Luz: cómo podemos ayudar a los adictos? pues la humanidad está llena de adicciones.

Janny: el centauro contesta:

Estará todo bien, somos muy privilegiados al igual que ustedes, de que exista comunicación y reconocimiento entre nosotros.

Cuando quieran proteger a alguien, piensen en mi, denme, encomiéndenme a mi esa tarea mentalmente y provéanme el nombre de la persona, yo estaré a su lado para ayudarlo.

Todo fluirá mejor con la gente cuando empiecen a abrir sus mentes, trata con libros y graficas para que la gente se vaya relacionando con la idea de que existimos, ya que la misma persona podrá y deberá pedir ayuda cuando la necesiten, lo deben hacer mentalmente ya que somos telepáticos.

Mary Luz, el centauro habla de una fuerza que la persona adicta debe tener.

Mary Luz: interrumpo y digo: fuerza de voluntad?

Janny: el centauro dice que no. No es fuerza de voluntad, es una fuerza del alma, eso tiene que ver con la fuerza de voluntad pero en realidad es fuerza del alma, es como ser mitad hombre y mitad bestia, es como la fuerza de la bestia, guiado por la fuerza de un corazón humano iluminado.

Janny hace un comentario personal y dice:

Mary Luz el momento es divino! quisiera traerte a donde yo estoy, quisiera que vieras lo que yo puedo ver, es una sensación de que te concientizas, de lo que en verdad somos...

"seres con un alma indestructible"!

Yo (Mary Luz) digo: si, me encantaría poder ver lo que tú ves, pero aunque no lo puedo ver, entiendo perfectamente y comparto contigo la liberación y paz que te da el saber que somos almas indestructibles.

Acto seguido, le encargo al centauro algunos de mis clientes, que están en recuperación por adicciones, el centauro me dice que los tendrá en su mente.

Janny me informa, que, Joel hace una intervención diciendo lo siguiente:

Joel nos dice, que les tenemos que enseñar a los adictos a escribir en el papel de la vida.

Los adictos, tienen apatía a vivir, por lo tanto, hay que enseñarles que la vida es maravillosa. Nuevamente habla de la importancia de la conciencia del retorno del alma.

Se les tiene que enseñar, que vivir, es un trabajo muy grande, se les tiene que educar, ya que como muchos de ellos vienen de otros mundos, o han sido exitosos en otras dimensiones y los mandan aquí expulsados por felonías cometidas en el mundo o dimensión de donde vienen, son renuentes a esta experiencia nueva en la Tierra, porque extrañan de donde vienen y están en continuo intento por escapar.

Se les tiene que enseñar a vivir sin egos, sin distorsión de valores.

Nota:

Hare un pequeño paréntesis aquí, para comentar un fragmento de mi anterior libro, SANA.

Indudablemente, el apego, en cualquiera de sus formas, crea o causa dolor.

Joel con la información que nos dio, de que muchas de las almas que caen en adicciones, es porque están apegadas a una existencia anterior que fue y ya no es y por tal motivo tratan de escapar infructuosamente de esta dimensión, nos está guiando y dando una clara señal para que trabajemos con los adictos, en la adaptación al momento presente, para ayudarles a aceptar este espacio maravilloso, como una oportunidad de aprendizaje y no de castigo.

Continuemos…

Janny me comunica, que le están diciendo, que no es por casualidad que le toco nacer en una familia donde predomina el alcoholismo.

Le informan que esto significa, que le toco nacer en medio del alcoholismo de sus familiares, como parte de un rezago de vidas pasadas, lo cual creó, un proceso karmico que tiene que cumplir.

"Toda acción causa una reacción". Toda acción tiene una consecuencia; por haber lucrado con el alcohol y haber envenenado con alcohol a otros seres humanos en mi vida como Richard, ahora tengo que conocer personalmente las consecuencias del alcoholismo en esta vida. Todo es aprendizaje.

Janny interrumpe por un instante su charla y dice:

Mary Luz hay alguien más aquí, ha llegado un desencarnado que quiere hablar; se llama Esteban. Dice que necesita ayuda, que murió hace 10 años y está confundido, que era un adicto.

Mary Luz: Esteban no te resistas, la confusión la has creado tú, busca la luz, no te resistas mas a seguirla.

Janny: Mary Luz, él te entendió, se abrió un portal de luz, Esteban entro en él y la luz se lo lleva.

Janny informa que el centauro dice:

La ilusión es, éste mundo que es tangible y lo que es real es lo que no vemos. (Ergus)

Mary Luz: me podrían hablar del autismo?

Janny: Lia el hada, contesta Mary Luz, ya que ella trabaja con niños.

Pero Mary Luz antes de informarte lo que dice Lia, déjame comentarte, que el consultorio está lleno de serafines, hay muchos! son angelitos chiquitos, se ven gorditos como los bebes con su pañalito como en los libros, están por todos lados jugueteando, son lindos hay varios sentados en mi regazo, otros revolotean alrededor.

Lia contesta a tu pregunta del autismo diciendo lo siguiente: Desafortunadamente muchos de los autistas no pueden comunicarse, pero si pudieran comunicarse describirían la dimensión donde viven, pues ellos están en la Tierra no más de cuerpo físico presente.

Es inútil querer comunicarse con ellos, porque ellos pidieron venir así. Los seres humanos sin autismo, tienen una vivencia en un cuerpo físico, los autistas tienen una vivencia en un cuerpo mental.

El autista funciona a la inversa de un ser humano sin autismo, me explico:

Los seres humanos sin autismo, están en un cuerpo físico, en la Tierra y desconectados del mundo mental.

Los autistas, están en un cuerpo físico en la Tierra, pero conectados con un mundo mental.

Mary Luz: cómo podemos ayudar a los esquizofrénicos?

Janny: Joel contesta que a los esquizofrénicos hay que escucharlos, dejarlos hablar, que se expresen. Luego hay que enseñarles a direccionar la mente y disciplinarlos para que aprendan a direccionar sus facultades.

No con todos, se puede lograr hacer esto, puesto que depende de sus pasos evolutivos, algunos te escucharan y aprenderán a darle un cauce a sus visiones, otros no lo lograran.

Joel dice que es horrible, estar abierto a dimensiones bajas. En el esquizofrénico es el despertar de las habilidades psíquicas y usualmente el esquizofrénico, esta vibrando bajo, por su falta de valores, por lo tanto atraen vibraciones bajas y se quedan allí.

Luego dice: La ilusión es, este mundo tangible. (Joel)

Mary Luz: qué va a suceder el 12-21-12? y si pueden darnos algunas recomendaciones? (hoy es 12-14-12).

Janny: el hada contesta que si, va a haber un cambio de conciencia, para muchos va a ser imperceptible, otros, los más despiertos, si, la percibirán.

Es bueno que ese día, se vistan de blanco, dejen el mundo respirar, teniendo menos pensamientos contaminantes, la música que escuchan es contaminante, busquen la buena música.

Lia, el hada, te dice Mary Luz, que la idea de tu tercer libro es fantástica y que ha venido hoy aquí con sus querubines a confirmarlo.

Nota:

Mi tercer libro va dirigido al público infantil, para
encausar a los niños a la importancia de cultivar
el espíritu, los valores humanos y el desarrollo de
virtudes espirituales.

Ergus el centauro, te dice Mary Luz: que ha venido a
comunicarnos que tengamos fe y fuerza de bestia! también
explica una vez más, que no es voluntad, es fuerza!, lo que
necesita un adicto para salir de su adicción.

Ergus nos pide, que sigamos conectándonos con el mundo de
lo invisible, es más, dice que debemos hacerlo.

Mary Luz: es una buena idea que legalicen las drogas como
por ejemplo, la marihuana?

Janny: Joel contesta que no, la humanidad no está lista para
la legalización de las drogas, porque es el abuso lo que daña,
miren el ejemplo de el alcohol; después de legalizarlo se
multiplicaron los alcohólicos, además cuando la droga es
sintética es mas nociva.

Mary Luz: utilizo una técnica para fluidificar el agua por
medio de la imposición de manos sobre el agua. Tiene que
ser agua limpia purificada para poder cargarla o puede ser del
grifo?

Janny: Joel contesta que no importa si el agua viene del grifo,
cuando se usa la imposición de manos sobre el agua, se está
purificando y ocurre transmutación.

Mary Luz: el aborto es considerado una felonía?

Janny: Joel contesta, que cuando hay un aborto, que fue decisión de la madre abortar y el destino del alma que venía era esa familia, esa alma tendrá que esperar a que se de otra oportunidad y no hay felonía.

No es posible dañar un alma que no ha bajado, puesto que las almas están en completa luz y bienestar y no existe ninguna ofensa.

Si es un aborto espontaneo, es porque el alma ha decidido no venir; en los dos casos, las dos almas están usando su libre albedrio.

Joel nos felicita por el trabajo que estamos haciendo, dice que sigamos pidiendo seres de luz, para que nos visiten y nos despide diciendo que si tienes más preguntas, que escribas lo que quieres saber y lo pongas debajo de la almohada, de esta forma te guiaran.

Los seres humanos siempre están rodeados de seres de luz, siempre están siendo guiados. (Joel)

AMOR Y ACEPTACION CON LA LUZ DEL UNIVERSO

Joel esta a mi lado izquierdo, nos saluda y nos dice unas hermosas palabras.

En las relaciones no se retiene el dolor, se deja fluir la energía para que se disuelva el dolor, no se aborrece, no se repele, solamente se ama y se acepta con los ojos abiertos, con la luz del universo. (Joel)

Joel continua hablando a través de Janny:

Para los suicidas, que no disfrutan de su estadía en la Tierra, hay que enseñarles a vivir igual que a las otras personas.

Que entiendan, que aun estando en este cuerpo físico, hay maravillas por vivenciar, hay que incorporarlos en actividades de ayuda al prójimo.

Las relaciones positivas de cualquier tipo, la música sin contaminantes, eleva la frecuencia vibratoria de la humanidad.

Con los familiares de gente, que tiene problemas mentales y riesgo de suicidio, pedirles que trabajen con la oración y con la visualización de la persona que está en conflicto mental, de la siguiente manera:

- **Hay que visualizarlos en paz y armonía, visualizándolos hablándoles con amor y ellos escuchando y entendiendo las palabras amorosas. No se debe dudar ni por un instante que nuestras palabras y energía les llega.**

- **Evitar enviarles pensamientos de dolor, tristeza y angustia. Ya que, esta vibración de dolor, alimentara la frecuencia vibratoria baja del enfermo y generara mas enfermedad.**

Todos los seres humanos son pensamiento, energía y creadores. (Joel)

Las almas, alternan siendo hombre y mujer, para poder trabajar cualidades diferentes, dependiendo de si se es hombre o mujer, se trabaja en desarrollar talentos propios del genero.

No importa el género en el que decidan nacer, de hombre o de mujer, nunca se pierde el peldaño de evolución donde va el alma.

Yo (Mary Luz) le hago preguntas acerca de conductas humanas que tienen que ver con la sexualidad.

Joel contesta a través de Janny:

Transexualidad:

El ser humano es experiencia pura, en el caso de los transexuales nacen así, porque vienen a experimentar específicamente experiencias sociales, que son necesarias para su crecimiento espiritual, como por ejemplo: el rechazo, la incomprensión, el sentido de no pertenencia, la intolerancia, etc.

Al mismo tiempo, a medida que su alma por medio de la experiencia va creciendo, ayuda al despertar de la humanidad, por que otros también aprenden.

La transexualidad también puede tener raíces karmicos, si se ha abusado del sexo en vidas pasadas, como por ejemplo orgias, abuso del sexo por placer sin amor, o si se ha abusado a los homosexuales, se hace una creación de nacer como transexual, para que a través de la experiencia se entienda la lección y evolucionar.

Pedofilia:

La raíz del pedófilo está en la infancia de vida presente o de vidas pasadas, en un evento del sexo distorsionado en la infancia.

Aunque la pedofilia sí, es una degeneración, por eso la censura de la sociedad; la conducta de la sociedad hacia la pedofilia debe ser de ayudar a solucionar el problema, no, a satanizarla diciendo que no tiene cura.

Se debe saber que si tiene solución y si se puede curar.

A los pedófilos que si desean curarse, hay que proveerles las herramientas correctas.

La mayoría de los pedófilos no tienen aceptación de lo que hacen, sin embargo, los que tiene aceptación y reconocimiento del problema y buscan la ayuda adecuada, se pueden curar.

No hay nada nuevo bajo el sol, con hipnosis y regresión, si se recuerda el evento, si se tiene la valentía de traer el recuerdo a la mente consciente del evento que causo la distorsión de la sexualidad, se puede curar.

Zoofilia y necrofilia:

Es mucha la necesidad del ser humano de ser amado, una persona con poca tolerancia al rechazo es vulnerable de caer en conductas de zoofilia o de necrofilia, puesto que la raíz del problema es el sentimiento de rechazo.

Un animal no te rechaza, un cadáver no te rechaza.

El sentirse rechazado y no superar o procesar un evento, donde te hayas sentido rechazado, puede desencadenar conductas degeneradas.

La clave de los problemas sexuales de la humanidad, de las aberraciones sexuales está en la sociedad, hay mucha culpa que se genera en los humanos, por no entender la sexualidad.

La sociedad sufre por estas aberraciones y los que padecen de la aberración sexual también sufren, ya que el peor castigo que tienen, es sentir que hacen algo inadecuado para la sociedad, es un precio muy alto que ellos pagan por su conducta.

Se deben concentrar los esfuerzos en proveer la solución, no en censurar y satanizar a los enfermos, declarándolos sin cura.

Solo concentrándose en darles las herramientas apropiadas se les podrá ayudar.

Joel enfatiza la importancia de las visualizaciones, dejar fluir las visualizaciones, eso que deseamos en lo físico cualquier cosa que sea, se inicia con una visualización, siempre con amor a uno mismo y a la humanidad.

Si nuestro objetivo es el bienestar de una persona, o personas, ten la certeza, que ellos reciben tu energía de amor; pero tengan en cuenta, que también reciben la energía de dolor, si esa es tu vibración.

PELEADA CON LOS ALIMENTOS

Soy Shio, la negra más fea del pueblo. Jerusalén 1200 a.C. (antes de Cristo). Tengo 42 años, estoy en la cocina, soy una esclava, un Rajá o Visir es mi amo; están mis ayudantes conmigo, mi amo viene a la cocina, es bajito, gordito, bromea mucho y me dice que si yo no fuera tan fea, se casaría conmigo... amo no bromee, le digo.

El quiere que yo este gorda, porque eso le da más status a él, de que tiene mucho dinero, ya que un amo que tiene el lujo de tener un esclavo gordo, es porque tiene mucho dinero. Todos me aman, pero no me he encontrado un amor romántico... soy virgen.

Tuve un problema con mi amo, me mando llamar de la cocina a que partiera un ave, él quiere lucirse conmigo; mientras camino la gente me observa y murmura que mi amo debe ser muy rico, porque tiene una esclava muy gorda.

Yo estoy muy nerviosa, pues nunca salgo de mi cocina. En mi trayecto al comedor para partir el ave, he sido torpe he dejado caer cosas, he empujado gente; mi amo me grita y me dice que soy una inútil y me manda de nuevo a la cocina y nunca más vuelvo a salir.

Ahora tengo entre 54 y 60 años estoy en mi habitación, estoy enferma, mi amo y mis ayudantes me dicen que me aman, han traído la cocina al cuarto para que no la extrañe.

Muero de indigestión y de dolor de pierna, todos tienen dificultad para mover mi cuerpo, miro desde arriba mi cuerpo, me siento liberada, me siento ágil otra vez...

Aprendí de esa vida, que tuve que ganarme el corazón de la gente para que me amaran, porque era muy fea... la solución es amor y aceptación de mi, para mí.

Janny, no me da tiempo de hablar, e inmediatamente termina la frase diciendo que había aprendido de esa vida, se transporta en automático a otra vida.

Janny dice:

Estoy en la frontera de Canadá, soy hombre, un hombre prehistórico, me llamo Kalan, tengo 40 años, estoy con mis 5 hijas; vestimos indumentaria de piel, vivimos en tiendas, mi mujer murió de una picadura de alacrán, pertenezco a la tribu Kowy.

Soy cazador, pero a los 40 años se es viejo, he luchado con serpientes y otros animales.

Reconozco a una de mis hijas, a la mas chica como mi madre en esta vida como Janny.

No soy feliz… me hace falta mi esposa.

Hoy ocurre un evento particular, una de mis hijas se equivoca y me da en mi comida unas hierbas venenosas. Me duele mucho, muy fuertemente el estomago, tengo fiebre y vomito, el dolor es muy fuerte, sale algo blanco de mi boca, ay!!! que dolor!

"deseo la muerte es muy doloroso"!

Janny hace una pausa, luego dice:

Mis hijas están muy angustiadas tratan de ayudarme, pero al final muero.

Tengo un funeral al estilo Kowy; me meten en una vasija de barro, llevo pieles hasta la cabeza y traen aves para que canten hasta que me despiden.

Mary Luz: cuál es el mensaje al recordar esta vida?

Janny: fue una vida muy agotadora físicamente, me pelee con los alimentos puesto que morí por ingerirlos.

Ahora entiendo, que los alimentos no son mis enemigos, no debo de estar peleada con los alimentos y por el contrario bendecirlos, en esta vida, muchas veces y por muchos años repetía que los alimentos eran mis enemigos.

Reconozco también a una de mis hijas como Diana (una compañera de trabajo muy cercana a Janny, de la cual no se menciona el verdadero nombre, por motivos de privacidad).

Mary Luz, uno puede conectarse telepáticamente, psíquicamente, con las almas que te han acompañado, con los que has creado lazos de amor.

Telepáticamente uno puede llamarlos para que ocurra un reencuentro si están encarnados, si no están reencarnados, te pueden acompañar junto a los invisibles.

Los puedes contactar en caso que quieras reencontrarte con ellos, o si quieres ayudarlos a que liberen el dolor de alguna situación difícil que hayan vivido junto contigo.

Hay dos de mis hijas aquí, dicen que no están en este momento reencarnadas, que están en el mundo espiritual y se me presentan viéndose iguales, como si fueran gemelas.

Una de ellas, me dice que estuvimos juntas nuevamente, después de esa reencarnación como Kalan.

Me dicen: aquí estamos… es como si mi vibración al momento de mencionarlas, las hubiera conectado conmigo, como si nos sintonizáramos a mi llamado.

Una me toca el ojo izquierdo y la otra me mira; me dan las gracias de que las haya llamado, dicen que quieren mucho a Diana que se acuerdan de ella y de mi madre.

Mary Luz, parece que la hija que hace falta eres tú… la voz que me habla. Tú, que ahora me quieres ayudar.

Ellas, las que se ven como gemelas, dicen que son igual que un ser humano, tienen la misma conciencia, solo que no tienen un cuerpo.

Nota:

Se ve claramente, que Janny después de revisar los detalles de estas dos reencarnaciones, puede entender que parte del conflicto con la lucha con su sobrepeso, estaba en haberse peleado con los alimentos.

Y digo parte, porque si recuerdan, también en su vida como hindú, donde tuvo una atracción incestuosa hacia su padre y su padre hacia ella, dejo marcado el hecho de que ella se esconde en el sobrepeso en esta vida, para no verse atractiva a los hombres de su familia.

Todo tiene sentido ahora y cae en perfecto orden para la sanación de Janny; además su caso sirve para informarnos los misterios que hay guardados detrás de la llamada enfermedad mental, o en este caso en el sobrepeso.

También su relato nos deja como aprendizaje, que podemos contactarnos telepáticamente con las almas que ya hemos convivido anteriormente, estén encarnadas o no, para liberarnos del dolor y colaborar con la liberación de ellos.

Mas herramientas de sanación para que todos las usemos.

RECOMENDACIONES PARA DESENCARNAR SIN DOLOR

Estoy en Atlantis, hay seres del espacio, la Atlántida está arriba del mar es un pedazo de tierra sobre el mar.

Hay unos hombrecillos hablando del cinturón que rodea la Tierra, de las pirámides y de otras cosas acerca del planeta Tierra.

La ropa de ellos es muy entallada, de distintos colores, no tienen todos el mismo color de ropa; parecen Asiáticos, hay solo hombres, no hay mujeres.

Han aprendido nuestro idioma y hablan acerca del Vesubio… pero no sé que es el Vesubio.

Yo los observo y alcanzo a escuchar algo….soy una niña estoy con otros niños recibiendo algún tipo de instrucción.

Esto sucede 2 millones de años atrás, soy de piel amarilla como los Asiáticos, ojos y cabellos lisos negros.

Si… estoy en la Atlántida cuando no se había hundido.

Chakun es mi nombre.

Los hombrecillos de otro planeta nos reúnen para platicarnos de cómo deben ser las cosas, ellos nos dijeron como construir la ciudad, pero nosotros la construimos; se utilizó tecnología de otro planeta para construir la ciudad.

Hay pirámides muy antiguas debajo del mar, de civilizaciones que habían; esas civilizaciones se hundieron por movimientos de la Tierra.

Esas pirámides, al igual que las pirámides que hay por todo el planeta Tierra, están todas interconectadas entre sí, para el acercamiento del universo, son una guía para los viajeros que vienen de otras galaxias.

El planeta de donde ellos vienen, corresponde a otra Galaxia.

La Atlántida existió por mucho tiempo, fue una civilización de millones de años.

Yo (Mary Luz) dentro del interrogatorio que le estoy haciendo, pregunto:

Por que se destruyo la Atlántida?

Janny contesta, evidentemente posesionada por la personalidad y el conocimiento de Chakun: yo no sé, eso no lo he vivido, yo estoy en un momento donde la civilización está en una etapa floreciente.

El clima es templado, somos muy pacíficos, hay mucha igualdad...

De pronto! Janny me contesta en tono frustrado, después de hacerle una pregunta acerca de la organización social, me dice:

No puedo contestar tus preguntas, yo soy solo una niña.

Yo, me disculpo y le doy un comando hipnótico, que la lleva más adelante en el tiempo de esa misma vida.

Janny dice:

Ahora tengo 18 años y me quiero ir con uno de los hombrecillos de otra galaxia, quiero irme con él, porque es mi maestro y él tiene mucho conocimiento; él no me quiere llevar, me dice que yo no podría sobrevivir a donde ellos van, me aconseja que lo que debo hacer es enseñar lo que yo aprendí...

Luego de una breve pausa Janny dice:

Ahora estoy en un observatorio y observo al cielo, Mary Luz, es bastante moderno este lugar, para mi cabeza racional actual es muy moderno; estoy enseñando a otra gente lo que aprendí con el hombrecillo desde que estaba muy pequeña, ahora que tengo 18 años doy clase de las estrellas.

Soy hija de nobles, por eso la cercanía con los hombrecillos; llaman nobles a los que gobiernan.

Mi casa es de piedra y está cerca del observatorio, hay una vereda y escaleras, hay unos huecos en las paredes para la ventilación.

Los hombrecillos han ayudado mucho a la Atlántida, pues no había mucho avance antes de que esta gente llegara, por eso ellos vinieron a ayudar, han sucedido tantas cosas... han habido pueblos pacifistas.

Luego de pedirle que se vaya al último día de su vida Janny dice:

Ahora estoy dentro de una capsula, me veo joven aún, no he envejecido físicamente aunque tengo 100 años.

Los seres de otro planeta, nos dan una sustancia especial que respiramos, que nos mantiene viéndonos bien y jóvenes; pero nuestro cuerpo y órganos envejecen y se deterioran, morimos del desgaste de los órganos viejos....he muerto de vieja.

Estoy dentro de esta capsula para desintegrarme, la capsula está llena de luz, mucha luz!, porque es muy importante la luz, una vez que desencarnamos.

La desintegración por la luz es la forma más maravillosa de dejar el cuerpo, es paz total.

Luego de la descripción que hace de donde se encuentra, Janny contesta a mi pregunta de qué aprendió en esta vida en la Atlántida.

Mary Luz, lo más importante al revisar esta vida es haber recordado como debe de ser un funeral.

Un funeral, debe ser por medio de desintegración por luz; pero nosotros lo hacemos todo lo contrario; enterrando los cuerpos, o incinerándolos.

La incineración tampoco es lo ideal, la ciencia en el futuro, aún muy lejano, desarrollara la tecnología para hacer correctamente la desintegración de los cuerpos humanos, por medio de la luz.

Tuve hijos y pareja, viví en un pueblo muy avanzado y aprendí de esta vida, que me preparé todo el tiempo para este final.

Estoy en espíritu y veo con gusto que mi cuerpo se desintegra al estar expuesto a la luz, es un estado de completa paz, serenidad, tranquilidad, no sé cómo explicarlo, simplemente no hay dolor, se siente muy bien irse así.

Mary Luz, aquí están los invisibles. Esta Joel, Ergus el centauro y hay nueva visita, aunque percibo los nuevos visitantes, no los distingo bien.

Joel me dice, que lo importante de haber recordado esta vida es la enseñanza de que nos tenemos que ir de este mundo por medio de desintegración con luz.

Joel comenta, que las practicas de los funerales terrenales, ya sea enterrar el cuerpo, o por medio del fuego convertirlo en cenizas, son una agresión al alma; ya que el alma tarda 3 días en desconectarse del cuerpo; antes de 3 días, tu alma sigue conectada al cuerpo y sigues sintiendo, observando, percibiendo, simplemente no estás desconectado del cuerpo.

Para poder quemar o enterrar un cuerpo, se debe esperar por lo menos 3 días, para darle tiempo al alma a que llegue a la luz.

Después de 3 días, el alma ya ha llegado a la luz.

Se debe exponer al cuerpo durante esos 3 días a la luz artificial, para que tu alma se sienta segura, esto colabora con el desprendimiento.

El dolor, sufrimiento y la negación de la partida de los seres queridos, afecta al alma que partió y le dificulta al alma trabajar del otro lado. Somos energía, solo cuando nos hemos desprendido completamente del cuerpo, sucede nuestra curación.

Nadie debe profanar tu cuerpo, ya que si te violentan después de muerto queda grabado en tu alma.

Mary Luz: para asegurarme de que entendía a que se refería, le pregunte si hablaba de la necrofilia.

Janny: Joel contesta que sí, que él habla de necrofilia y de todo lo que tenga que ver con profanación de un cadáver.

Joel te dice Mary Luz, que lo pienses lógicamente, si te dan las 3 opciones:

Entierro, fuego o desintegración por luz, que elegirías?

Mary Luz: si, entiendo, lógicamente la luz es lo más apropiado y me apresuro a preguntarle a Joel un poco asustada.

Joel, que debemos hacer ahora que solamente tenemos las dos opciones entierro o fuego?

Janny: Joel te contesta con esta frase:

Vivir lo que te toco vivir.

Hare un pequeño paréntesis aquí.

Después de la respuesta que me dio Joel tan directa y clara, no solamente aclaro mi mente, de que debía tener un funeral, con los recursos que estén disponibles al momento de desencarnar en esta vida, sino que además, me quedo muy claro, que cualquiera que sean las circunstancias de la vida o lo que uno tenga que enfrentar, hay que hacerlo y punto.

Hay que vivir sin quejas, sin dramas, sin culpas, sin berrinches etc. Sino mas bien, con la certeza de que no hay escape y si no hay forma de escapar, pues mejor me dedico a prepararme lo mejor que pueda para pasarla bien en la escuela de la vida y hacer mi mejor esfuerzo, para cumplir con la tarea.

Continuo yo haciendo preguntas a Joel:

Mary Luz: escogemos como morirnos?

Janny: Joel contesta que sí. La gente elige como se quiere morir y cuando, pero también, pueden ocurrir cambios en el plan original.

Cuando se muere violentamente, hay desconcierto. Cuando te asesinan, te mutilan o te violan, lo sufre el alma, recuerda, somos energía, solo cuando se ha desprendido completamente el cuerpo del alma ocurre la sanación.

Mary Luz: a donde se va el alma cuando nos anestesian?

Janny: Joel contesta que el alma se va al astral, el astral es otra dimensión.

Joel continua, dando las recomendaciones para los funerales:

Las flores, velas, música, olores, luz artificial y natural, todo eso es apropiado, ya que el alma experimenta todo esto, así como también experimenta, la vejación del cuerpo.

Si se hace la transición correctamente, se pasa suavemente al mundo del espíritu.

El ser humano debe prepararse, tener conocimiento, de que el alma sigue aún después de dejar el cuerpo; de esta forma, caminaras más fácilmente sin temor.

Por el contrario, los que no creen en la reencarnación, les es más difícil la transición, se les hace más difícil cruzar, hay confusión, se victimizan en todos los aspectos de su vida y de su muerte y además comprenden menos las relaciones de su entorno.

"Todo lo que sea agresión a tu cuerpo después de muerto, lo sufre tu alma".

La donación de órganos es buena a nivel karmico.

Hay que educar a la gente, para que empiece a utilizar la palabra transición, es mejor que la gente deje de decir que se van a morir, la forma correcta de decirlo es transición.

Mary Luz: como se sabe si el alma ya se desprendió del cuerpo?

Janny: Joel dice que cuando un cuerpo tiene gusanos, es porque ya el alma ha partido.

Mary Luz: como saber si el que partió esta bien?

Janny: Joel dice que muchos que han fallecido dejan pequeñas pistas de que están bien o mal, también pueden conectarse telepáticamente con sus seres queridos.

Por medio de la hipnosis, se pueden conectar con sus seres queridos desaparecidos. También por medio del pensamiento, ya que son energía sin cuerpo, por lo tanto son muy sensibles al pensamiento, con la telepatía se pueden hacer muchas cosas porque todo es vibración.

Joel enfatiza, en que los eventos más impactantes entre dos o más almas, esos momentos de tristeza y/o dolor profundo, o por el contrario de felicidad inmensa y absoluta, hace que se reconozcan entre si las almas de que tienen una historia juntos.

Los momentos impactantes, son los que crean lazos de amor y es lo que hace que recuerdes a la otra alma, reconoces el alma de otro, por los momentos impactantes.

Los que tienen muertes trágicas, asesinatos, accidentes violentos, etc. Quieren olvidarlo pronto y reencarnar más rápido y pueden elegir regresar muy pronto.

Cuando se hace el plan de vida, es como hacer una película, se escribe basada en el karma y enseñanza de lo que quieres aprender, tienen la asesoría de guías asignados a cada alma, allí también se escoge la forma de morir y la fecha de muerte.

Aunque se escoge la fecha de muerte, es tentativa esta fecha, por eso es que hay personas, que se van sin cumplir su misión; por que la persona puede crearse la posibilidad de una muerte prematura, antes de cumplir con la misión.

También, puedes crear la posibilidad de irte antes, si te expones a un accidente, esto es como un suicidio, porque tu libre albedrio permitió que sucediera; aunque se viene con un plan de vida, sí, se puede alterar con el libre albedrio ese plan.

Para saber si se está cumpliendo o no, con la misión de vida, se debe poner atención a sentimientos, intuiciones, emociones, sensaciones.

Si se está sintiendo infelicidad, tristeza, peligro, sentido de no pertenencia a nivel sentimental, social, laboral, físico o mental, es una clara señal que no estás cumpliendo con tu misión.

No cumplir una misión de vida, es como traer una ropa que no te gusta, la traes puesta, pero te sientes incomodo.

Ahora, si no cumples la misión, es como si aplazaras lecciones, que después tienes que aprender cuando retornes, al regresar debes de cumplir con tu tarea, tienen todo el tiempo para cumplirla.

En los suicidas, el alma siente culpabilidad de haber cometido suicidio y llevan esta culpa por varias vidas, hasta que logre desatascarse y desintegrar este sentimiento.

Los suicidas, se sienten muy rechazados socialmente de su entorno; los suicidas tienen una sensación de no sentirse lo suficientemente buenos para hacer el trabajo a nivel social, no a nivel espiritual; son como niños berrinchudos, que no quieren hacer la tarea, son almas poco tolerantes al fracaso.

Los suicidas atormentados, son almas que no asimilan lo que han hecho en el pasado, son muchos de los depresivos que no lo han procesado, que no lo pueden asimilar.

Mary Luz, Joel te explica, que cuando tu trabajas con tus clientes a nivel de hipnosis y tu les dices que les vas a ayudar a procesar el dolor o cualquier situación que esté sin procesar que cause dolor, en realidad la palabra correcta no es procesar sino **desintegrar.**

Por que cuando desintegras, se queda en cero.

Es desintegrar el dolor, el miedo, el apego, la oscuridad, la negación, la no aceptación, el sufrimiento, el juicio, etc.

Al desintegrar y quedar en cero, quedas listo para construir.

Joel nos sugiere Mary Luz, que desintegremos nuestros apegos, dolores, sufrimientos, puesto que lo vamos a necesitar para la siguiente vida; ya que, así, tendremos la integridad que se necesita, para lo que nos espera en nuestro próximo retorno.

El ser humano necesita desintegrar las dolencias, para construir de nuevo. (Joel)

Mary Luz, Joel dice, que cuando una depresión es muy profunda, es el resultado del Karma.

Si el ser humano, aprendiera conductas de amor hacia el prójimo, el depresivo podría curarse más fácilmente; ya que su entorno, lo podría ayudar a sanar, la vibración de amor de otros los ayudaría a sanar, todos somos UNO. (Joel)

Cuando la gente está en estado de oscuridad y no están receptivos, puedes ayudarlos por medio de la visualización, lo puedes hacer antes de la consulta.

Yo (Mary Luz) muy emocionada por toda la luz que se me estaba dando para mí y la humanidad, me disparo con más preguntas a Joel; él, me contesta muy amablemente, hasta que redirige mi energía y me dice que cuando quiera prepare el tema de lo que quiero hablar y si necesitamos especialistas en la materia se invitaran mas invisibles especialistas en cada tema para que nos asistan.

Ergus, antes de que Joel redirigiera mi energía, con la instrucción que me acababa de dar, me contesto las siguientes preguntas:

Mary Luz: qué pasa con el alma de los que están en estado de coma?

Janny: Ergus comenta que el alma de alguien que se encuentra en estado de coma, está en una dimensión, donde está consciente pero inactiva, estas almas se han olvidado del camino de regreso al cuerpo; es como si estuvieran en una sala de espera, ellas escuchan lo que su familia, amigos o personal médico les dice, los que no escuchan, son los que están en estado consciente, ya que no pueden percibir lo que el alma del que está en coma les dice, se les puede ayudar hablándole al alma y si las condiciones del cuerpo físico, están buenas y el alma quiere regresar, regresara a la dimensión física en el cuerpo físico; si no, el alma puede pedir que se le abra la puerta del umbral del mundo del espíritu y regresara a casa.

Mary Luz: tengo la impresión, de que cada vez que hago una regresión, la gente en verdad no está recordando, sino que más bien entran a otra realidad, a un mundo paralelo, es eso posible?

Janny: Ergus contesta: todo lo de la mitología Griega existe, los mundos paralelos existen, mientras se desarrollan actividades acá, se están desarrollando otras en otros mundos paralelos.

Cuando se va al pasado, en el momento del nacimiento y lo estás viendo, es porque has ingresado al momento.

La máquina del tiempo la tienen en una parte del cerebro, exactamente en la pituitaria, es también allí donde reside el alma; en el corazón es donde residen las emociones y los sentimientos, es el cerebro el que dirige, el que guía; es de la cabeza al corazón, de la cabeza a los pulmones, de la cabeza al estomago, de la cabeza a las piernas etc. Es del cerebro a todas partes del cuerpo y es el cerebro la casa del alma.(Ergus)

Termino este capítulo con el siguiente pensamiento.

Me han llamado loca, porque hablo del mundo invisible y de la inmortalidad del alma, bendita locura, que me libera y sana, ademas colabora con la liberación y sanación de la raza humana. (Luz)

REENCUENTRO EN
LA ATLANTIDA

Janny se presenta a una nueva sesión, reportando que se ha sentido muy bien y que ha logrado mirarse en el espejo el cuerpo entero.

Además me cuenta, que de un momento a otro, se le curó la gastritis que padecía durante tantos años y se lo atribuye, al haber recordado su vida pasada como Kalan cuando fue envenenado y haber resuelto ese conflicto.

Luego de una inducción rápida, Janny entra en una vida pasada y dice:

Soy Atlante, soy varón, tengo desarrollado el tercer ojo, me llamo Juick.

Mary Luz: le pregunto para estar segura que estoy deletreando bien el nombre, como se escribe ese nombre?

Janny: en letra cuneiforme.

Yo (Mary Luz)?? me quedo sin entender, pues no me da tiempo de seguir indagando, puesto que inmediatamente, continua reportando lo que ve.

Nota:

Luego averigüe que era la escritura cuneiforme, esto fue lo que encontré: la **escritura cuneiforme** es comúnmente aceptada como una de las formas más antiguas de expresión escrita, según el registro de restos arqueológicos.

Continuemos:

Mary Luz, tu estas aquí, eres mujer, somos amigos, te llamas Dasha, estamos en un lago dialogando.

Yo (Mary Luz) le pregunto que es tener el tercer ojo desarrollado?

De un momento a otro, Janny frunce el ceño y hace una cara de sorpresa y confusión, además que con su cuerpo también muestra incomodidad.

Le pregunto, que pasa Janny?

Janny dice: estoy en conflicto.

Al ver que no sigue hablando insisto, en conflicto con qué?

Janny contesta muy despacio: esto es muy difícil de manejar.

Al mismo momento, que tu como Mary Luz, me preguntas
que es tener el tercer ojo desarrollado, tu como Dasha me
preguntas exactamente la misma pregunta.

Lo siento, no puedo, es muy rara esta sensación de
saber que son la misma persona en diferentes cuerpos,
espacios y tiempos. Además que estoy con las dos a la
vez simultáneamente, son una misma persona a la vez, es
como saber que eres tú, pero viéndote en dos personajes y
haciéndome al mismo tiempo la misma pregunta… sí, es
eso! lo que me causa conflicto, increíble! me haces las mismas
preguntas.

No es saber que tu eres la misma persona, eso está bien, el
conflicto está, en que me haces las mismas preguntas, al
mismo tiempo… siendo la misma persona, pero con dos
personalidades diferentes…

Lo siento… no puedo.

Janny se queda en silencio, yo decido respetar su decisión de no
seguir y también hago silencio.

Luego de unos minutos, Janny me anuncia que lo va a intentar
nuevamente y dice:

Ahora tengo 20 años y Dasha 17 años.

Dasha me persigue por donde yo vaya, quiere explicaciones
de todo y además lo cuestiona todo, hasta te burlas de nuestro
pueblo y de los gobernantes y dices: que de dónde sacaron ese
cuento del año del caracol, te crees muy inteligente, todo lo
cuestionas y eso me molesta algunas veces de ti.

Nos entrenan la mente, porque creemos más en la mente como poder, que en el cerebro, nos enseñan como manipular la mente de otros y la materia.

Mary Luz, esto es difícil, vuelves y me preguntas las mismas preguntas, que me preguntabas en esa época.

Yo te digo que tu eres mujer y no necesitas saber todo, los hombres somos los que llevamos la jerarquía y tu quieres saber más y más.

Me persigues por todas partes, ahora me persigues por el jardín, preguntando y preguntando, tu quieres saber si se puede modificar la materia y yo te miento, te digo que sí, que he visto la modificación de la materia, me molesta tu inteligencia, porque no tenemos respuestas para ti!.

Soy un hombre sano, joven, de cabello oscuro, nariz recta. Dasha se ve como una niña, de cabello oscuro, piel blanca, pero tu sonrisa es la misma de la de ahora como Mary Luz.

Sabes, no somos amigos, tenemos algún tipo de parentesco.

Janny tiene dificultad para recordar cuál es el parentesco así que le doy un comando, para que recuerde cual es el parentesco.

Janny recuerda y dice, somos hermanos, nos llaman a comer; comemos cereales, no comemos carne, la idea de comer carne quedo atrás hace muchos, muchos años.

Hace mucho tiempo atrás, los humanos eran caníbales, antes de que nosotros llegáramos, pero cuentan que somos de otro planeta y por ser una especie más evolucionada, no comemos carne.

Dasha sigue preguntando... no tengo respuestas a tus preguntas! y no quiero verme débil ante una mujer.

Que fastidio! me fastidia tu preguntadera!

Janny queda en silencio un momento, yo la dejo que se calme.

Luego continua:

Los Atlantes tenemos mucha tecnología, capsulas de transporte aéreo, pero son solamente utilizados para ir a otras zonas del planeta donde hay más Atlantes.

Nuestra estirpe, es de este mismo sistema solar, estamos en la Atlántida contemporánea, mi cultura está en pleno desarrollo, todo está manejado por el gobierno, el cual está muy desarrollado en la tecnología.

No creemos en Dios, creemos en la ciencia, tenemos muchos deseos de apoderarnos de las razas inferiores y explotar las bellezas del planeta.

Hay un subsidio del gobierno, es como tipo comunismo que nos mantiene activos, así la gente mantiene trabajando, creando y desarrollando nuevas cosas.

Hay diferentes profesiones pero todos servimos al gobierno, no hay ricos, ni pobres, no existen las clases sociales; pero hay algo más feo, lo que si existe es la corrupción de tu alma, así que, existe, el dominio sobre otros.

Hay mucha codicia por el poder, por eso la idea de un Dios es ajena a nosotros, porque nos sentimos omnipotentes, venimos de Uranio.

Hay otros que se quieren apoderar de otras colonias, la tendencia de que un humano, quiere ser más que otro, es una tendencia de siempre. En Atlanta, el que más desarrolle las habilidades psíquicas para tener más conocimientos y manipular a otros, es el que manda y tiene poder. Ahora en estos tiempos, es el dinero el que ayuda para seguir cometiendo mas abusos.

Janny hace una pequeña pausa luego dice:

Ahora tengo 40 años, estoy comiendo en un gran salón, Dasha se caso con un primo hermano, un matrimonio arreglado, somos demasiado mentales, tenemos las emociones reprimidas, hacemos lo mejor que podamos para no enamorarnos, ya que eso no es científico, para lo que sirven las mujeres es para reproducirnos.

El problema con Dasha, es que cree en el amor, en los hijos y en la familia; pero lo que aquí nos enseñan, es que si no eres capaz de manejar el amor con tu mente, no vale la pena enamorarse, esto es un mundo mental, de egos muy soberbios, de dominio.

Si no tienes bases científicas no debes hablar, el amor no es científico, por eso no se debe hablar del amor.

Todos en Atlanta se educan, aquí no existe la no educación.

Alguien se acerca a nosotros y burlona y estrepitosamente riéndose nos dice, que perderemos la soberbia intelectual, que no se nos olvide que seguimos siendo almas.

Tu inmediatamente me dices: te lo dije, te lo dije, ves como te lo había dicho!

El hombre continua hablando; un día se les olvidaran todas esas cualidades intelectuales, para darle paso a otra enseñanza, solo perdiéndolas, darán paso a un desarrollo diferente y lograran el equilibrio.

Hasta ahora lo entiendo! ahora entiendo lo que eso significa Dasha!

Bueno, tu lo entendías Dasha o Mary Luz, ya no sé cómo llamarte, cuando me lo decías, yo simplemente juzgue tus palabras, como debilidad de una mujer.

Un sacerdote es el que nos dice eso... de él tú te burlabas cuando tú eras más joven.

Tú te reías del sacerdote, por qué él decía, que se supone que podía medir el tiempo con nombres, dándole nombres a los años, poniéndole nombres de animales y eso no era científico.

Solo los hombres, eran educados para el desarrollo psíquico y mental, eso no era asuntos de mujeres, solo de varones, además el dominio y el poder sobre otros, también era solo para los hombres.

Janny nuevamente se adelanta en el tiempo espontáneamente sin ningún tipo de guía de mi parte, dice:

Yo (Juick) estoy rodeado de mi familia y les digo que seguimos siendo mortales y me retracto acerca de tanta ciencia y tanta mente; ya tengo 70 u 80 años... Dasha está enferma, pero continuas recordándome que seguimos siendo mortales y me dices que si no lo fuéramos no tendríamos enfermedades y yo no tendría las enfermedades que tengo.

Eres como una ponzoña! no pierdes momento para recordarme que estoy equivocado, que fastidio!!!

Janny hace una pausa yo puedo ver que se esfuerza por guardar la compostura, luego dice:

Tengo miedo de morir y me pregunto en mi lecho de muerte sobre mi vida, pienso que nunca logre dominar a nadie con mi pensamiento, ni tampoco me permití amar.

Aunque tuve desarrollo psíquico, desarrolle el tercer ojo, el ojo de la mente y hasta nos hacían traer una piedra en la frente entre las cejas, para recordarnos el poder de la mente, nunca domine a nadie.

El diamante en medio de la frente, era una piedra que pesaba y la adheríamos con un pegamento. No solamente entrene mi mente, también entrene mi oído; con los ojos tapados nos ponían sonidos de instrumentos para estimular la mente y la percepción remota, teníamos prohibido usar la intuición, tenias que ser exacto, concreto; te castigaban si no lo hacías exacto, perfecto, tildándote de torpe, te humillaban diciéndote que eras terrestre, aborigen.

Aprendí de esta vida el talento del intelecto, el poder de la visualización, que no se me olvide en ninguna reencarnación que tenemos un poder entre ceja y ceja, que puede manipular la materia, que nuestros sentidos se pueden hacer extrasensoriales, podemos desarrollarnos psíquicamente, las emociones y sensaciones físicas no son importantes con el poder de la mente.

Siento que me sale un rayo de la mente, de luz azul, de puro poder y lo utilizo constantemente. Como Juick, fui entrenado para utilizarlo.

EL EXODO

Janny me saluda y me cuenta que está muy triste porque está pasando por un problema familiar un poco grave, yo le doy algunas sugerencias para que pueda manejar mejor la situación.

Luego bajo un profundo trance, Janny responde a mi pregunta de donde está.

Estoy aquí en el consultorio. Mary Luz, hace dos noches que vinieron por mí los guardianes.

Mary Luz: quienes son los guardianes?

Janny: los invisibles.

Venían por mí, no podía respirar, tuve que respirar por la boca, mi sistema respiratorio no funcionaba y pude haber elegido irme pero me resistí, porque entiendo que tengo una misión.

Extraño el mundo espiritual pero tengo que pasar por esta vida para poder avanzar.

Mary Luz, en la vida hay momentos cruciales donde uno decide si se va, o se queda.

Nota:

Antes de seguir, debo advertir que la información que viene a continuación es una revelación muy grande para la humanidad y bastante difícil de digerir.

Quiero recordarles que yo simplemente soy la mensajera y pedirles que recuerden esta frase:

"No maten al mensajero".

Digo que no maten al mensajero, no porque tenga miedo a las represalias que algunos tomaran contra mí, sino porque quiero que estén claros que esto no viene de mi cabeza, ni de la cabeza de Janny, sino, de el mundo espiritual.

No soy la autora de esta información ni tampoco lo es Janny, así que no es a mí a quien tienen que reclamar, aunque entenderé si lo hacen, pues soy a quien tienen más cerca para hacerlo. Créanme, yo estoy tan sorprendida como estarán ustedes después de que lean lo que a continuación dice, mas no me extraña que así haya sucedido.

Quiero que sepan que tengo respeto por toda creencia, cultura, religión, sistema de valores, doctrinas, sectas, organizaciones, credos, orientaciones y opiniones.

No estoy a favor ni en contra de ninguna secta, religión, partido político, organización, ni institución.

No hago parte de controversias, ni respaldo, ni me opongo a ninguna causa.

Yo simplemente digo lo que tengo que decir, cada uno haga lo que quiera hacer con esta información.

Porque quieren que sepamos esto? cada uno saque sus propias conclusiones, yo solamente estoy pasando el mensaje.

Que si lo quieren creer? bueno, todo el libro es decisión de cada persona creerlo o no.

EL QUE QUIERA CREER QUE CREA. Y EL QUE QUIERA NEGARSE A CREER QUE NO CREA.

Bajo un profundo trance hipnótico Janny dice:

300 años antes de Cristo, mi novio actual (ella en verdad dice el nombre de él, pero por privacidad no lo nombro) es un guardia Egipcio y yo soy una odalisca; Jehouda es mi nombre, somos amantes hay mucho deseo sexual entre los dos, hasta lo puedo sentir en mis genitales, nos abrazamos fuertemente, el tiene a alguien más, el es casado, es un amor que no puede ser.

Yo dejo Egipto, porque hay un líder que nos saca de Egipto, yo soy hebrea, judía, soy elegida de Dios, soy del pueblo de Israel, Moisés conoce la verdad y tiene habilidades psíquicas.

Somos muchos los que salimos de Egipto, era bailarina, tenia depresión porque era muy bella y mi faraón nunca reconoció mis habilidades en la danza, ni mi belleza física, me iba a la cocina y comía grandes cantidades de comida; Ramsés II se llama el faraón.

Me he hecho fanática de Moisés, él nos mantiene con mentiras, él ignoraba a donde nos llevaba, tenia sabiduría mas no sabía todo, no dejaba de ser humano.

Acampábamos por meses; los hombres reñían las mujeres envejecían, teníamos hambre, solo vivíamos de fe, queríamos creer en la tierra prometida...

Moisés tiene un aroma a aceites en sus túnicas, el despide un aroma peculiar y nos hace creer que el está cercano al Divino.

Si, era más sabio que cualquiera de nosotros, un luchador social pero tenía ego. Hay una distorsión en la historia; a Moisés se le vio varias veces desorientado, vulnerable, como cualquier ser humano.

Estamos con un grupo de mujeres reclamando: Moisés tenemos hambre! el reúne a los hombres, nos ignora por días, no contesta, no hay replica, no hay solución.

Reúne a todos los hombres, empacamos y emprendemos un camino; encontramos agua, comemos peces, parte de la tribu se queda allí, Moisés pierde muchos de sus seguidores, porque no quieren arriesgarse más, han perdido la confianza en su líder.

Muero de anemia nunca vi la tierra prometida, nunca vi lo que se nos prometió, nunca vi el propósito por el cual salimos de Egipto.

Yo viví 50 años y nunca vi la tierra prometida, hubo generaciones que nacieron, crecieron y murieron y nunca vieron la tierra prometida.

Viajamos por el desierto, zonas montañosas y nunca la vimos, porque fuimos engañados por Moisés.

Los 10 mandamientos los escribieron Moisés y Aarón el hermano de Moisés que era más sabio que Moisés; hubo intervención divina para los 10 mandamientos, pero los 10 mandamientos fueron escritos por hombres, no por Dios.

Los 10 mandamientos se escribieron por que se requerían para poder dominar al pueblo, pues el pueblo ya estaba embravecido, a Moisés le dolía la esclavitud y nos quiso liberar, pero Aarón su hermano, era más sabio tenia mas conexión con el universo, él era el que tenia conexión directa con el Divino, no Moisés.

Lo de que Moisés abrió el mar cuando los estaban persiguiendo los egipcios fue una mentira colectiva, pues el mar no se abrió; sí, nos persiguieron los egipcios y estuvimos agazapados en el desierto hasta que el faraón desistió, los soldados se inventaron que se abrió el mar para poder justificarse ante el faraón y todos mentimos, dejamos que la historia quedara así.

Cuando estaba yo como bailarina se hablaba de un sabio más sabio que los otros sabios, un mago mas mago que los otros magos, pero en realidad era un charlatán que hablaba mucho, su nombre era Moisés.

Yo lo veía muy humano, desconcertado, confundido y temeroso, él no se imagino a lo que se enfrentaba, era muy soñador.

Aarón nos apaciguaba, el que tenia la conexión con Dios era Aarón no Moisés.

Moisés era más bien un luchador social, un líder, el que tenia la conexión con el Divino era Aarón y la usaba todo el tiempo, Aarón era tan evolucionado y humilde que su reconocimiento se lo daba a su hermano Moisés.

Aarón destilaba amor, sabiduría, sosiego, valores, él estaba encargado de algo muy importante que se llamaba; El Arca de la Alianza, que es simplemente la conexión con Dios.

El Arca de la Alianza es donde están los pergaminos y conocimientos más antiguos, están allí en esa caja de metal, pero no sé donde está.

Aarón permitió que Moisés se llevara a toda esta gente porque Moisés era un luchador social, además Aarón en realidad no lo permitió, simplemente se entero luego de lo que había sucedido, ya que Aarón se integra muchos años después a nosotros, Aarón no pudo detener a Moisés puesto que él se entero de todo, después de que ya estaba hecho, Aarón se une a nosotros después en el desierto.

Janny dice con fuerza:

Los lideres, o los que tienen la conexión con el Divino, se la ganan con evolución, el supremo no llega a nosotros, nosotros llegamos a él.

El de los 10 mandamientos fue Aarón no Moisés. Los lideres se equivocan y se siguen equivocando, la muchedumbre los seguimos y al final se van dispersando, hay almas más vivas que dejan de creer en ellos y almas mas analíticas que se van quedando en el camino.

Moisés tiene hijas que no son ni lo más cercano a los altos valores; son chismosas, promiscuas, codiciosas, envidiosas.

Moisés era un hombre bueno pero cometía errores, no midió consecuencias cuando libero a los esclavos; las cosas se salieron de control y mintió para convencer a la gente y la gente salió de Egipto con expectativas falsas.

Muchas veces lo atacamos, no éramos un pueblo armonioso; había mucha promiscuidad, robo, peleas, jóvenes desesperados, un caos completo y total; por eso fue que se escribieron los 10 mandamientos.

Aarón no dijo la verdad cuando descubrió lo que su hermano había hecho, porque la muchedumbre los hubiéramos asesinado.

No sé cuanto duro, ni cuando termino esa travesía Mary Luz, pues yo morí en el desierto y nunca llego la tierra prometida.

Aprendí de esa vida a ser critica y analítica, allí empieza mi repulsión a los líderes religiosos, los líderes de alguna forma someten y manipulan a la gente para mantener el control y sometimiento ideológico.

Los soldados que dijeron que se había abierto el mar tuvieron que sostenerlo, para justificar su ineptitud ante el faraón y así no habría castigo ante algo que se les salió de las manos por algo sobrenatural.

El conocimiento esta perdido en el Arca de la Alianza, pero nunca no lo dieron al pueblo.

Moisés y Aarón no eran tan viejos como nos hicieron creer, Aarón tenía su esposa, ellos tenían hijos más íntegros; pero las hijas de Moisés eran de muy bajos valores y el pueblo se preguntaba por qué alguien como Moisés, con la conexión con el Divino tenia hijas con tan bajos valores.

Yo (Mary Luz) ante semejante información y calculando el problemita en el que me estaba metiendo si escribía esto, le pregunte a Janny si Joel estaba presente, ella me contesto que sí. Acto seguido le pregunte a Joel si debía incluir la historia de Moisés en CREE, ya que yo necesitaba una confirmación.

Janny me informa que Joel contesta, adelante inclúyela.

Joel sigue hablando: al igual que en la historia se han necesitado héroes, así mismo ha sido en la biblia, para que la gente olvide que siguen encarnados, además dice la siguiente frase resaltándola:

No hay perfección en este mundo, la perfección existe solo a nivel espiritual. (Joel)

Yo (Mary Luz) aproveche para preguntarle a Joel de las 7 plagas de Egipto ya que esa parte no se había mencionado.

Janny me informa que Joel contesta, que las 7 plagas de Egipto si sucedieron, porque Moisés sugestiono la mente de ellos, la generación subconsciente masiva de un pueblo, creó todo, una vez más al descubierto el poder de creación de la mente humana.

El pueblo tenía un deseo de cambio, cualquiera que fuese y esto colaboro a que el poder de creación de todo un pueblo se uniera para generar ese cambio.

Reitero una vez más, que el corazón de Moisés no era malo, el era un revolucionario pero no midió los alcances de su conducta, ya que no existía el lugar prometido.

Moisés los saco de Egipto con una mentira, ése fue el problema y la prueba más fehaciente e irrefutable, está, en que no existe tal lugar, la tierra prometida no existe.

Mary Luz, Joel te pregunta: donde esta ese lugar? donde está la tierra prometida?

Yo (Mary Luz) permanezco en silencio.

Janny entonces dice: Mary Luz, Joel mismo contesta a su propia pregunta, la tierra prometida no existe, fue y sigue siendo una mentira, como tampoco es cierto que eran los elegidos por Dios, ya que toda la humanidad es la elegida de Dios, eso fue una forma de manipular al pueblo para que lo siguieran sin decir nada ni oponerse, es lo mismo que sucede en las iglesias. manipulan la mente de la gente para que los sigan.

Moisés no tenía mala voluntad, pero si era soberbio e iluso y se embriago de poder al ver que la gente lo seguía.

Los más despiertos se iban quedando por el camino y formaban sus propias tribus, los dormidos morían en el desierto con la esperanza de llegar a la tierra prometida, 54 años duraron en este recorrido.

Sus mentes esclavizadas creyeron esta mentira, que ellos eran elegidos y había algo especial guardado para ellos, pero hasta el día de hoy no tienen tierra; al no tener nada se han querido adueñar de lo que no les pertenece, se han creado rencillas sin fundamento.

A los judíos no se les dio tierra porque siempre han estado de soberbios buscando la tierra prometida, al versen tan rechazados, se han hecho indispensables para no ser expulsados y una de esas formas es desarrollándose al máximo en la economía y desarrollando habilidades conductuales.

Yo (Mary Luz) estaba impresionada con esta revelación y considere que había sido suficiente. Así que, sutilmente le cambie el tema a Joel y aproveche su presencia para hacerle más preguntas de otros temas, al parecer creo que el considero también que había sido suficiente pues cambio el tema y contesto mis preguntas, créanme si él no lo hubiera considerado apropiado me hubiera corregido.

Mary Luz: como debemos despertar el tercer ojo?

Janny: Joel dice que es un trabajo personal, hay que recordar.

Mary Luz: porque hay tanto niño con cáncer hoy en día?

Janny: Joel informa que son las almas que están regresando de la primera y segunda guerra mundial, ya que estuvieron expuestas a la radioactividad o almas de cualquier vida donde hayas matado o te hayan matado con armas radioactivas.

Todo evento vivido en una vida es registrado con minuciosidad en el ADN del alma, son recuerdos y memorias.

Cuando la gente se somete a hipnosis, limpia sus recientes memorias grabadas en el ADN del alma, ya que el ADN es energía.

ADN del alma = energía

Janny hace énfasis al decirme: Mary Luz, Joel te invita a que lo practiques con pacientes de cáncer y que lo pongas en CREE para que la gente abra una puerta a este tipo de intervención.

Mary Luz: que es la hipnosis?

Janny: Joel dice que la hipnosis es el conocimiento profundo del ser en un autorretrato.

Hipnosis es el acceso a tu alma y es en el 99 % no visible las conexiones que hacen los que se someten a hipnosis.

Los seres humanos están todo el tiempo en estado de hipnosis, pero recargados y enfocados en las angustias y las tristezas, los seres humanos se la pasan hipnotizados con sus propios conflictos.

Cuando entran rayos de luz la gente está en el aquí y en el ahora, les embriaga la espiritualidad, son destellos, son momentos.

El reino Angelical vive en el 100% en el aquí y en el ahora.

Mary Luz, Joel dice que después de él convivir mucho tiempo con nosotras empieza a comprender las fracciones de tiempo, que él aprende de nosotras y que se aprende de todos los reinos, él ha puesto empeño en aprender esas fracciones de tiempo porque solamente existe un momento y es el momento.

El tiempo es solo un momento eterno.

El tiempo es infinito, matemático y es una conjugación de números, hay reinos que son totalmente numéricos.

Dice Joel que este mundo es matemático, que el tamaño de nuestra cabeza por 7 veces es nuestro cuerpo, que la ropa y lo que nos rodea se puede traducir en números, que todo se puede traducir a números, pero no lo sabemos, que nuestro nombre tiene números, la luz se traduce en una versión en números, el agua tiene números.

Mary Luz: cómo puedo sacar mi numero con mi nombre?

Janny: Joel te dice que consultes la numerología y que tiene que ver con la vibración.

Mary Luz: me puedes hablar más de la esquizofrenia?

Janny: Joel dice que, los esquizofrénicos tienen crisis, por que se desconectan de este mundo y se conectan o hacen mucho contacto con otro mundo y entran en conexión con frecuencias y vibraciones de esa otra dimensión.

La esquizofrenia puede ser consecuencia del karma; por abusos de psíquicos, magos y médiums que han abusado de su poder para fines egoístas y como consecuencia reencarnan con esquizofrenia.

Joel te dice algo personal Mary Luz, has estado en la misma frecuencia a la cual se conectaba tu padre y has tenido tu lado oscuro, pero has aprendido virtudes espirituales. Tienes rezagos karmicos de abusos de los poderes que se te dieron en el pasado, causaste dolor a nivel mental a otras personas, ahora debes ayudar a la gente con problemas mentales.

Tienes una misión de cambiar el rumbo de la esquizofrenia, cambiando la connotación de enfermedad que se le ha dado.

Tu padre está listo para regresar.

Nota:

Explicare porque Joel me dijo esto, (que mi padre estaba listo para regresar).

Tengo que confesar que me es difícil hablar de mí, porque soy muy privada con mi vida, pero debido a las circunstancias creo que debo hacerlo.

Crecí viendo a mi padre con episodios y crisis de esquizofrenia, lo vi salir y entrar de hospitales psiquiátricos, lo visite en hospitales psiquiátricos siendo una niña muchas veces.

Vi las condiciones horribles en las que tienen los pacientes psiquiátricos y como se convierten en entes que caminan drogados sin esperanza de sanación.

Además, vi su cadáver tirado en el piso después de haber cometido suicidio tirándose del tercer piso de nuestra casa.

Vi a mi valiente e inteligente madre, sufrir con nosotros, pero a su vez proteger a sus hijos, tomando decisiones y ejecutando acciones inteligentes, convenientes y necesarias para el bienestar de todos.

Créanme, la palabra locura me es muy familiar, no es nada ajena a mi vida, desde muy chica la he escuchado en mi casa, en la escuela, en mi familia.

Siempre por el lado de la familia de mi padre, escuchaba todo el tiempo los relatos de episodios de locura de tíos, primos y familiares y yo misma lo vivía en casa con mi padre.

Así que, esa es la razón por la cual que me llamen loca por lo que estoy escribiendo no me afecta en lo absoluto.

Además, no siento que me traumatizó esa vivencia, por el contrario me hizo más fuerte. No les sé explicar pero simplemente el drama nunca lo he dejado entrar en mi vida, veo y acepto la vida como viene, de alguna forma creo que siempre he entendido que hay que vivir lo que me toco vivir.

Ahora bien, después de haberles contado esto, es posible que los incrédulos al contenido de este libro piensen, oh ya entiendo, es que la escritora viene de familia de locos o sea que es una loca mas alucinando, además la loca ha llevado su locura a otro nivel, se atreve a escribir libros.

Solo estoy jugando, hay que ponerle un poco de picante a la vida, si se da la oportunidad y es necesario les contare mas de mí en otra ocasión, por ahora creo que es suficiente para que se entienda lo que me acababa de decir Joel.

Me han llamado loca, porque hablo del mundo invisible y de la inmortalidad del alma, bendita locura, que me libera y sana, además colabora con la liberación y sanación de la raza humana. (Luz)

Continuemos con las preguntas.

Mary Luz: cómo se puede curar la esquizofrenia?

Janny: Joel dice que en realidad no es tan complicada la cura de un esquizofrénico si es que esta listo para sanar y te explica como:

1. La información que se le da a la persona que tiene esquizofrenia de lo que le está sucediendo; hay que reprogramar al paciente de esquizofrenia de lo que

piensa que ha sido su condición, en otras palabras han sido mal informados, se han creído una mentira.

2. Ellos se conectan con otras dimensiones y usualmente son vibraciones bajas y los hostigan, hay que subir la frecuencia vibratoria de la persona.

3. Hay que corregir la connotación de la enfermedad mental, es uno de los errores de la humanidad propio de este mundo involucionado.

4. Hay muchos esquizofrénicos que se podrán sanar, pero hay otros que no lo lograran, siempre debes contar con la decisión personal de querer sanar, como en todo lo que tiene que ver con sanación. Es una decisión personal querer sanar.

Joel termina diciendo que compara la mala información que se le da a la gente de su condición mental, con la mala información de comer carne. Entre más evolucionados menos carne.

Nota:

Tiene mucho sentido para mi esta explicación de lo que verdaderamente es la llamada esquizofrenia, estas palabras hicieron click en mi cerebro.

Ahora les daré mi propia opinión y conclusiones a las que he llegado luego de recibir esta información de parte de Joel, estas son palabras mías y me responsabilizo y asumo las consecuencias de lo que diga.

No quiero decir con esto de que no me responsabilizo de todo lo que estoy escribiendo, pero hago la salvedad de que lo que a continuación viene lo digo yo.

Quien es el loco? el paciente que con confianza va y le comenta a su doctor, quien se supone, lo puede ayudar a sanar de sus dolencias, se sincera y le dice todo lo que puede oír, ver, y/o sentir.

O el doctor que con su ignorancia de lo que en verdad le pasa a su paciente, lo convence de que, lo que ve, oye o siente, no existe; que son alucinaciones.

Porque sencillamente el doctor no puede ver, oír y sentir lo que el paciente sí.

Entonces, como el doctor no tiene acceso a ese mundo invisible al que si tiene acceso el paciente y gracias a su investidura de científico y el poder y autoridad que le ha dado la sociedad de rotular al paciente, lo dictamina como LOCO, en otras palabras; si yo no puedo ver, oír y sentir lo que tu si, aquí el loco eres tú.

Luego de rotularlo como loco, lo convierte en un drogadicto legalizado, lo enfila como consumidor de por vida de una droga o drogas, enriqueciendo las arcas de las compañías farmacéuticas y enriqueciéndose a sí mismo teniendo un paciente de por vida.

Además lo deja loco de por vida, porque si el paciente no llego loco, por el camino con las drogas, los protocolos, y el "tratamiento" si lo volverán loco.

Súmenle a eso, lo que le cuesta a una sociedad mantener a un montón de "locos", que se convierten en seres estigmatizados e improductivos.

Si claro, el mundo siempre espera una solución de parte de los científicos.

De los científicos se esperan respuestas de lo que la gente no puede entender, que hacen entonces los científicos? se inventan enfermedades y además les ponen nombres a lo que no pueden entender y explicar.

Inventan libros llenos de conductas humanas inexplicables para ellos, convertidas en enfermedades mentales y allí nace el mundialmente famoso: DSM V (Manual diagnostico y estadístico de los trastornos mentales) si lo lees, encontraras descripción de muchas conductas humanas convertidas en enfermedad.

Convencen al mundo de que existen más enfermedades mentales cada día, lo hacen en nombre de la ciencia, pero lo peor de todo es que no lo pueden probar científicamente, todas las enfermedades mentales son solamente la explicación de un experto con la autoridad suficiente de dictaminar que existe enfermedad mental.

No existe una forma científica que pueda comprobar con evidencia científica e irrefutable, que existe la enfermedad mental.

Ejemplo: si tienes una infección, te pueden demostrar científicamente que tienes una infección, haciéndote pruebas de laboratorio o exámenes de diagnostico que arrojen evidencia científica y verificable de que tienes una infección.

Pero es bien sabido que no existe forma de comprobar científicamente y con evidencia fehaciente de que existe la enfermedad mental; por lo tanto, la enfermedad mental en estos momentos es simplemente la opinión de un profesional con la suficiente autoridad para dictaminarlo, pero ésta opinión está muy lejos de ser acertada pues se les ha olvidado que los seres humanos somos almas.

La enfermedad mental si existe, es el comportamiento emitido por un ser humano como reflejo de los andares de su alma, es algo mucho más profundo que no puede ser clasificado ni dictaminado con el pequeñísimo lente de la ciencia humana y mientras sigan buscando las respuestas sin considerar el alma, estarán perdidos y no encontraran nada.

Hago la salvedad que como todo en la vida gracias a Dios, no se puede generalizar, hay algunos Psiquiatras y profesionales de la salud mental que con más conciencia se están preguntando que si las practicas que les enseñaron en la escuela o el protocolo a seguir es el más apropiado para sus pacientes.

Pero hago un llamado a los que como dice el dicho: para donde va Vicente? para donde va la gente; se han quedado solo con lo que les enseñaron en la escuela y no se les ha ocurrido ir más allá de lo que aprendieron.

Esto es cuestión de conciencia señores! de saber de dónde venimos y para donde vamos, de ser científicos de verdad, de observar, de analizar, de abrir la mente al mundo infinito de posibilidades que existen.

Es cuestión de resistirse! a no dejarse meter en una cajita limitada y estrecha de teorías que otros han formulado y simplemente creérselas.

Es cuestión de hacer ciencia! porque me tengo que tragar el cuento que me echaron? o lo que otro cree que es la explicación si yo puedo buscar una mejor solución?

Es cuestión de amor! a mí mismo y a mi prójimo, yo sé, que tengo un cuerpo que tengo que cuidar, que le da hambre y sed, que necesita un techo y ropa, que tiene necesidades fisiológicas y necesidades creadas por el mundo moderno.

Pero también sé, que tengo un alma que cuidar y que solamente estoy aquí de paso, que estoy en la escuela de la vida y que estoy solamente en tránsito temporalmente, que mis acciones afectan no solamente mi vida y la de otros, sino que afectan mi evolución, que estoy construyendo mi reencarnación futura con mis actos amorosos o llenos de desamor.

No es una locura acaso, vender mi alma por conseguir dinero para apapachar mi cuerpo a costa de la evolución de mi alma?

No es una locura esclavizar a otros, sabiendo que me estoy esclavizando a mí misma, porque todos somos uno y que toda acción causa una reacción?

No es una locura causar dolor a otros, sabiendo que soy parte de un todo y que ese dolor se devolverá a mí, porque soy parte de ese todo?

No es una locura hacer una creación de dolor para mi existencia futura, hacerme la de la vista ciega y colaborar con el enriquecimiento propio y el de otros a costa del dolor ajeno?

No es una locura convencer a una persona de que es un enfermo mental, estigmatizarlo, darle una buena excusa para que no se responsabilice de su vida y de su alma y simplemente se drogue para el resto de su vida?

Puesto que vale la pena mencionar que así como se encuentran creaturas que en los andares de su alma han creado enfermedad mental, también hay muchas personas irresponsables que se esconden detrás de un trastorno mental, como una excusa perfecta para decir que están enfermos mentales y hacerse los "locos" por conveniencia excusando su conducta irresponsable y con la bendición del médico y del gobierno, viven a costillas de los que si se parten el lomo trabajando.

Que me dicen de lo conveniente que es para las compañías farmacéuticas que el mundo entero no sepa de la existencia del retorno del alma, ya que tienen todo un generoso menú de medicinas antidepresivas, de esa forma cuando sienten que pierden un ser querido (porque en realidad es una transición) en vez de verlo y aceptarlo como una transición natural del alma humana a otra dimensión, se ve con un profundo dolor hasta caer en estados de negación y depresión severa, donde se les medica a la gente, pues lo ven como un camino más fácil para calmarlos, en vez de enseñarles a aceptar los hechos inevitables y fuera de nuestro control como lo es la muerte física o transición del alma.

Pues en realidad la muerte de un ser querido, se podría manejar con un duelo normal, que las personas mejor enteradas tendrían, si aceptaran el retorno del alma.

Como no va a haber un montón de locos? niños, adolescentes, jóvenes y adultos, matando gente en las escuelas, teatros, tiendas, haciendo masacres, etc. si desde niños los están medicando?

No es acaso un curso lógico y una esperada conducta de locura la consecuencia de medicar niños desde muy temprana edad, convirtiéndolos en drogadictos legalizados desde chicos para producir un loco adolescente o adulto joven que dé como consecuencia que vayan y masacren gente.

Cerebros y cuerpos humanos manipulados con químicos que destruyen y/o transforman la química natural del cuerpo, mentes manipuladas convencidas de que están enfermas, conductas humanas sin explicación convertidas en enfermedad.

Y mientras unos se hacen los locos, otros rotulan y estigmatizan a la humanidad creando locos de verdad a punta de medicamentos y otros en completa apatía simplemente no se cuestionan nada, las codiciosas compañías farmacéuticos y todos los que comen de ellas, llenan sus arcas de oro, gracias a la confusión del público en general y el dolor de la humanidad.

Eso señores, sí es demencia pura!

Donde está el amor por mí mismo, si me busco tanto dolor, donde está el amor a mi prójimo, si lo convierto en recipiente de mi desamor y dolor?

No me interesa tener la razón, me interesa ser parte de la solución, me interesan los resultados positivos que pudieran tener mis palabras, los invito a que analicen el sistema de salud mental que mueve al mundo y a que hagan una revolución buscando la sanación.

Sé que hay muchos científicos brillantes y amorosos que podrían revolucionar el mundo para ayudarlo a sanar, los invito a que lo hagan, dejemos los egos a un lado y seamos parte de la sanación.

ATRAPADOS EN LA
MITAD DEL CAMINO

Hay seres aquí y Joel está presente. Seres que están atrapados en alguna situación, pues en sus vidas terrenales tenían problemas mentales, por alguna razón ellos han decidido perpetuar esta condición.

Dice Joel, que nos mostrara diferentes planos de otros lugares oscuros, con seres que han decidido perpetuar su locura, que no todo son conexiones divinas, hoy vamos a visitar un lugar oscuro.

Hay unos que me ven, otros que no me ven, los que me ven me hacen muecas, tienen aspecto de locos, como si estuvieran en un hospital psiquiátrico, están mal olientes, su aroma es horrible, se ven sucios, desarreglados.

Yo (Mary Luz) me aseguro de que Janny esté bien y le pregunto: estas completamente protegida correcto?

Janny contesta: si, estoy en mi burbuja de luz azul completamente protegida, observando.

Nota:

Siempre que se trabaja con la energía y a nivel espiritual, se deben tener precauciones de cubrirse con luz o meterse en una luz blanca o azul para protegerse de ataques. Estamos rodeados de muchas entidades, hay explicaciones mucho más amplias que esto, pero que no vienen al caso, así que esto es suficiente para que se entienda, lo de la burbuja de luz azul.

Ahora continuemos.

Janny me informa que el lugar donde se encuentra se llama **el bardo,** Joel se lo ha dicho.

Joel nos explica: el bardo, es el lugar donde están estas almas, que es básicamente la mitad del camino, el libre albedrio los mantiene allí. Se han quedado a la mitad del camino para llegar a la dimensión celestial.

Es literalmente la mitad del camino, es un estado intermedio donde cruzas cuando vas y cuando vienes, este lugar lo cruzan las almas cuando vienen reencarnadas y cuando van de vuelta a casa, los suicidas se quedan allí atrapados pero aún mas desorientados.

La locura tiene que ver más con el alma que con asuntos orgánicos o fisiológicos.

Mary Luz, dice Joel que anotes con claridad esto:

- El esquizofrénico está consciente, el loco está completamente sumergido en la inconsciencia.

- El esquizofrénico no puede ser diagnosticado con locura.

El esquizofrénico tiene momentos de lucidez, el loco está sumergido en la inconsciencia total, en el bardo hay almas que les gusta esa dimensión.

- El bipolar trae conflictos de vidas pasadas que tienen que ser resueltos ya! se le exige que los resuelva ya! tiene que encargarse de la tarea no puede aplazarla más, por eso cambian de personalidad de un momento a otro.

Mary Luz, Joel dice que la respuesta a la pregunta tuya acerca de los psicóticos está en la sesión de víctima-victimario, allí está la respuesta. Los asesinos en serie, los psicóticos son roles del alma.

Todo lo que se estudia en Psicología y Psiquiatría se reduce a confirmar las cosas más básicas y lógicas, esos cuantos fundamentos se reducen al alma a sus idas y venidas.

La clave es la conciencia del retorno del alma, Joel reitera que es nuestra labor que el mundo lo sepa.

Joel quiere dictarnos muchas cosas para la liberación de la esclavitud, dice que en el futuro lo hará.

Debemos empezar a hablar con naturalidad sobre el retorno del alma, el que este receptivo preguntara, indagara, el que no, se le quedara por lo menos la idea de que ya lo escucho, tal vez nacerá la semilla de la posibilidad.

El mundo celestial no es lo único que existe, hay muchos mundos más!

Hay dimensiones dentro del mundo físico. Sobre el mundo material hay millones y millones de dimensiones en el universo, seres, galaxias, números, mensajes, pensamientos, habilidades, técnicas, experiencias. El universo es una alberca inmensa para cualquier sociólogo.

Joel dice que por donde sale la energía es por los ojos, la luz de tus ojos la proyectas hacia los demás y lo que te rodea.

Mary Luz: cómo puedo conectarme mejor con las personas que no están perceptivas?

Janny: Joel te recomienda que en este caso es mejor hablarle al astral, al alma, puedes hacerlo directamente o utilizar un intermediario; puede ser de ángel a ángel, de tu ángel al ángel de la persona con la que te quieres contactar.

Joel habla de ángeles guardianes, todos los seres humanos tienen ángeles guardianes.

Todos los seres humanos tiene su propia luz, dependiendo de la luz que tengas se te acercan los ángeles, ya que también hay ángeles guardianes oscuros, hay ángeles que rodean a la persona de oscuridad ya que la persona esta vibrando oscuridad.

Es algo así como cuando eliges a tus amigos, tú eliges con quien relacionarte, si vibras oscuro se te acercan los ángeles guardianes oscuros, atracción vibratoria, vibras luz, entonces atraes luz, vibras oscuro, atraes oscuro, vibras alto entonces atraes vibraciones altas, vibras bajo entonces atraes bajas frecuencias vibratorias.

Los guardianes oscuros son bastante atractivos, no son feos como los pintan, son muy apuestos y pueden emular la figura humana, los reconoces porque aunque son atractivos son opacos no tienen luz.

Mary Luz: Joel podrías ampliarme el concepto de luz y oscuridad?

Janny: Joel dice que las cosas no son ni buenas, ni malas, las cosas simplemente son. Las cosas son experiencia.

El entorno es oscuro y los seres de luz lo iluminamos, hay puntos en el universo que son cegadores de tanta luz y la luz parece infinita sin termino.

El universo es infinito, no se termina aquí, ni allá, tanto la luz es infinita como la oscuridad también lo es.

Entre la luz y la oscuridad simplemente hay un cambio de dimensión, es así y lo seguirá siendo, son simplemente dimensiones distintas.

Los seres humanos están muy acostumbrados a lo blanco y lo negro, lo bueno y lo malo, pero hay que saber que las cosas simplemente son y la luz y la oscuridad son completamente tangibles y reales.

Los seres humanos, pueden escoger la luz sobre la oscuridad o la oscuridad sobre la luz, tienen libre albedrio para hacerlo y así mismo es la creación que hacen y las consecuencias.

Mary Luz: es cierto que existe la posesión?

Janny: Joel dice que sí, por frecuencias vibratorias los atraes y se abren puertas a otras dimensiones, pero la persona no deja de ser la misma persona, no hay intercambio de almas, lo que sucede es que es influenciada por el espíritu posesor es como si cohabitaran en un mismo espacio que es el cuerpo.

El alma está sellada al cuerpo y esto solo se puede cortar cuando los guardianes de la vida vienen por ti, cuando desencarnan del cuerpo.

Los guardianes cuidan a los seres humanos en los sueños y en todos los momentos donde eres vulnerable, porque hay siempre oportunistas en la oscuridad que quieren ocupar tu cuerpo.

En la posesión es la frecuencia vibratoria baja la que los atrae, ya que hay mucha contaminación psíquica, pero la persona es la que decide interactuar o no interactuar; los seres oscuros son completamente inofensivos, si uno no vibra en esa frecuencia vibratoria o interactúa con ellos.

Mary Luz, como dato a tener en cuenta, recuerda también que a los seres oscuros les gustan los olores desagradables.

Mary Luz: hay muchos casos de miedos que me están llegando, me puedes hablar de estos casos?

Janny: Joel contesta que los seres humanos siempre están rodeados de seres sin cuerpo y muchos quieren influenciar la vida de la gente.

Hay muchos desencarnados que se pegan a depresivos o a gente que tiene vicios, ya que la frecuencia vibratoria baja, lenta y de dolor los atrae y se les pegan al campo electromagnético que los rodea, también se pegan simplemente a gente que esta vibrando bajo.

Ejemplo:

- Cuando de repente una madre golpea a su hijo.

- Cuando una persona ataca a su pareja o a cualquier otra persona.

La ira repentina tiene que ver con influencias telepáticas psíquicas de seres desencarnados.

Para curarlos tienes que trabajar con todo lo que tenga que ver con los sentidos, hay que cambiar la frecuencia vibratoria; ya que la frecuencia vibratoria se puede subir o bajar.

Si los seres humanos aprendieran y comprendieran mas los sentidos, enriquecerían mas su entorno y descubrirían una fuente de sanación, muchas de las curaciones están en los sentidos.

Las adicciones son unas desviaciones de los sentidos, es un enganche en sentimientos completamente desviados.

Por ejemplo: para los que sufren de impotencia, los sonidos y el aroma los ayuda a sanar.

Los sentidos: visión, tacto, gusto, olfato, oído y el sexto la mente, que es lo que llaman intuición y hay muchos sentidos mas.

Cada sentido se fracciona, es difícil de entender como el ser humano busca regocijo en cosas externas cuando la felicidad mucho tiene que ver con el desarrollo de los sentidos.

El cuerpo físico es un proveedor de felicidad, los humanos son ignorantes de la felicidad que les puede dar el cuerpo, si desarrollaran las habilidades que tienen, encontrarían una gran fuente de felicidad.

Hay que enseñarle a los niños a dibujar en la manta de la vida, muchas de las adicciones se dan por aburrimiento, ya que si no tienen estimulo lo empiezan a buscar en las sustancias.

La gente es más feliz cuando conocen más sus sentidos, se deleitan con sus sentidos y además hacen parte del conocimiento.

Joel hace énfasis al decir: **TODO SE PUEDE!**

Se puede viajar con la materia o sin ella, todo lo que tu mente te de alcance es porque ya está hecho, ya todo existe en el universo, en otros planos, es cuestión de traerlo al plano donde estas, la cuestión es hacer que se materialice.

SANANDO AL RECORDAR

Siento un escalofrió en todo el cuerpo, es Domingo en la mañana, soy Richard, soy muy joven tengo 17 años, voy a matar a un hombre.

Me subo a un vehículo en la parte de atrás y mi jefe en la parte de adelante el que conduce el vehículo es el que va a ser asesinado, mi jefe va al lado del copiloto y yo detrás del conductor.

El conductor es un hombre que no necesitan más en la organización por que no es leal a nuestros superiores. Marco es mi jefe, es Italiano. Hay un alcalde que pertenece a la organización, 1926 - 1930 Howard, es un hombre corrupto, Edward Howard.

Me están entrenando, tengo un entrenamiento desde que ingrese a la organización que llevara 4 años, solo recibo ordenes y trato de apegarme a todo lo que me dicen. Veo el gesto de mi jefe, me da una señal con uno de sus dedos de que dispare; mato al hombre que conduce el auto, él no lo esperaba, estaba muy confiado, Nicolás era su nombre y era de Sicilia Italia.

Mary Luz! "le volé los sesos"! le dispare por atrás, la sangre esta en el cristal del parabrisas por todas partes, hay sesos, una materia blancuzca junto con la sangre!, el carro pierde el control porque él era el conductor.

Janny está visiblemente alterada, así que le doy instrucciones de que descanse.

Luego de un corto descanso, Janny continua...

Ese fue mi primer asesinato como Richard, toda mi infancia viene a mi mente... yo como Janny pido que esa alma que no conozco me perdone, por haberle quitado la vida, como Janny pido perdón, Richard no cuestionaba las ordenes, solo obedecía.

Mary Luz, la semana pasada, yo Janny, me desperté por la detonación del arma.

Mary Luz: porque estas recordando de nuevo esta vida?

Janny: porque estoy muy apegada a esa vida y tengo muchos conflictos que debo resolver.

Mary Luz hay algo más fuerte que el dinero y eso, es el poder.

Muchos estamos en la organización no por el dinero sino por el poder, pertenezco a la mafia del City Hall, estamos vinculados con políticos, hay una mujer que está vinculada, los políticos nos abren el camino para poder trabajar, ellos reciben dividendos y protección y son más corruptos que nosotros.

Yoda, se llama la mujer, es como una secretaria del fiscal, el gobernador sabe de nuestras actividades, puesto que se reúne con nosotros y consume nuestro alcohol, se me reprende por que dije que el gobernador tiene problemas con el alcohol, no tengo permitido hacer ningún comentario… fue un desliz.

Se me enseñan cosas muy duras como por ejemplo:

Pase lo que pase nunca puedo hablar mal de mis jefes.

El jefe mayor Capone = Al Capone, parte del dinero va para él.

Yo (Mary Luz) le doy una instrucción para que busque otro momento importante en la vida como Richard.

Janny dice:

Ahora tengo 24 o 25 años, voy viajando de California a Chicago, no se a que voy, solo voy viajando en auto, no tengo vacaciones, cumpleaños, festivos, ni tiempo para familia.

Siempre tienes que hacerte presente cuando te requieren, así es la organización, así sea el día del funeral de tu madre, si te requieren tienes que estar allí.

Los que están abajo de ti, te protegen a ti y yo debo proteger a los que están arriba de mi, tienes que ser tan leal, que si tienes que hacer una valla humana para proteger al jefe, hay que hacerlo.

Me reciben muchos hombres, hay prostitutas, me han recibido bien en un bar donde están todos reunidos, varios de estos hombres me reconocen, otros no. Bebemos, fumamos, hablamos, hay mujeres a mi alrededor y me preguntan de una manera vulgar que si he tenido actividades sexuales con actrices, yo digo que sí, pero con ninguna famosa, solo de mediana fama, pero se dé un juez que tiene que ver con una actriz que pertenecía al cine mudo, la llamamos Rita.

Hay una conversación con un hombre que es un superior, me he generado el derecho a conocer a mi superior, por la fidelidad voy escalando porque me lo he ganado, pero también debes tener un padrino que de su palabra por ti, es como un aval.

Si cometes un acto de deslealtad esa persona paga las consecuencias, o sea que no cualquiera te recomienda; mi padrino es el juez, se apellida Roco, Albert Roco, juez del distrito de crímenes, él nos ampara a todos nosotros.

El hombre con el que me entrevisto en Chicago es muy duro y agresivo, firme, sanguinario, ególatra, cachetea a un compañero, yo estoy presenciando eso, lo golpea y humilla, porque él comento que él era muy leal.

El jefe le dice: la lealtad no se dice, porque la lealtad es una acción, una actitud, no una palabra; cuando dices que eres leal es porque vas a traicionar.

Le grita! lealtad es en la adversidad, el dolor, aún si tu líder ya no es tu líder! nunca se debe decir la palabra lealtad, debe ser una actitud porque si no eres leal la consecuencia es pagar con tu vida. Nunca debes de mentir, nunca debes hablar mal de tus superiores, así veas lo que veas, escuches lo que escuches, pase lo que pase. Si hay necesidad de hacer una valla humana para proteger a tu superior y dar tu vida, lo haces, por eso la lealtad no es una palabra es una acción!

Nunca se descansa, siempre tienes que estar en la organización en el momento en el que te requieren.

Yo (Mary Luz) nuevamente le doy instrucciones para que busque otro momento importante de su vida como Richard.

Janny viaja adelante en el tiempo y dice: estoy en mi bodega, donde hay mercancía, empieza el trafico de drogas, tengo 38 años, el negocio de alcohol ya no es bueno.

Hay un negocio mejor, es la extorsión, es mejor, porque es ser más poderoso que los poderosos y los poderosos tienen que pagar por ser protegidos, ya no estoy en la organización, he cambiado de superiores, ya no hay mas trafico de alcohol, ahora es legal en el país, el buen negocio en este momento en el negocio del crimen son las drogas, prostitución, extorsión, juego.

Tengo una bodega donde vendo materia prima para los restaurantes, son alimentos, vendo al mayoreo harina y especies, inclusive cosas que me llegan de China; tengo un tendero que me roba, pero no me importa, ya que este negocio es mi pantalla para justificar el dinero que hago del juego y la extorsión. Soy autor intelectual de los crímenes, porque hay mucha gente que me conoce en Hollywood y mantengo mi imagen de hombre de negocios y no de criminal, aunque es un secreto a voces.

No es mucho el dinero que tengo pero me gusta el poder y el dominio. Estoy solo, no confío en las mujeres, es como si tuviera dos personalidades, una donde me reúno con gente de negocios y otra donde me divierto con la gente del barrio donde crecí; la gente pobre se divierte mas, allí cerramos una calle y sale la gente a convivir.

Nunca quise ser un asesino, realmente me ha conmocionado el sueño donde me despierto al oír un disparo y el recordar, no me imagine que yo fuera capaz de asesinar, pensé que yo solo había sido capaz de ser autor intelectual.

Mary Luz, aún recuerdo el sueño de hace una semana donde me desperté con el disparo.

En mi vida como este personaje aprendí cosas importantes para el alma.

1. El servicio, siempre listo para tus superiores en el momento en que se te requiere.

2. La lealtad no es una palabra es una acción, una actitud. Mary Luz, hasta me cuesta mencionar la palabra leal.

3. Pase lo que pase, tienes que decir la verdad.

4. La honestidad, tienes que ser escrupulosamente honesto en cada transacción.

5. La reputación debe ser impecable, para que alguien pudiera avalarte y escalar.

6. Nadie que esté en la organización consume la mercancía, tienes que estar libre de adicciones.

Esta organización es toda una escuela de negocios y de valores, de tus errores das cuenta solamente tú.

7. Respeto y limites con tus superiores.

8. Encomiendas de tareas a la perfección, solamente así escalaras.

9. Aprendí, organización.

No me arrepiento, fue una escuela que me marco el alma, por eso estoy tan apegada a esa vida. Fue un aprendizaje intenso, las almas estuvimos de acuerdo a quienes íbamos a ayudar para poder aprender entre todos esos valores. Solamente se asesinaba a quien no se apegaba a las reglas, aprender no era opcional, sino aprendías te asesinaban.

No me interesaba el dinero me interesaba el poder, el dominio, el temple, era importante, estricto, por eso ahora decidí nacer como mujer, para suavizar todo esto, lo noto en LALF (Love, Joy and Light Foundation), ya que este trabajo me ayuda a regirme por las leyes del amor, Richard era un tirano.

La vieja escuela de la mafia estaba llena de valores puesto que también aprendí que es muy fácil corromper al ser humano, las apariencias, la fama, las adicciones como se mezclan el poder, el crimen y las altas esferas, todos somos uno.

Gracias a las regresiones he liberado esa energía que traía de Richard, no quiero ser él, en mis primeros años de vida en esta vida como Janny era Richard, la energía de él estaba ahí y la tuve que reprimir, el año pasado sentí como lo solucione con las primeras sesiones de hipnosis, empecé a tener pistas de lo que había sido puesto que tenía una necesidad imperiosa en mi mente de sacar del camino a todo el que fuera competencia en mi negocio actualmente.

También decidí sacar esa energía de Richard poniéndome gordita y hasta sentía que la ciudad de Hollywood era mía una sensación extraña de sentir que era mía, ahora entiendo porque.

Mary Luz, Joel quiere hablar hace rato, pero yo no lo he dejado…

Joel dice, que pueden haber eventos en la vida donde tú y el alma no cumple con la palabra, no se puede decir a la ligera que eres leal, porque pueden haber eventos que ya no se complementan con la palabra.

Lealtad es una palabra muy espinosa, pueden haber cosas, acciones, actividades de tu propia vida que te hagan desleal a lo que dijiste que eras leal.

La deslealtad es un estado natural, lo que se trabaja es la lealtad.(Joel)

En la amistad, en la adversidad y la distancia hay que mantener la lealtad. (Joel)

Son los seres humanos la maquina más complicada que puede existir. (Joel)

Joel dice, que eso se aprende precisamente en los retornos, la complejidad que son las almas.

Confirma Joel que el ser humano es muy complejo, pero van siéndolo menos a cómo van caminando por las diferentes vidas.

Yo (Mary Luz) le comento a Joel sobre un sueño que tuve, él me da instrucciones de que debo hacer con el sueño y también aprovecho para preguntarle sobre los sueños.

Mary Luz: que son los sueños?

Janny: Joel informa que los sueños son viajes; viajes a dimensiones del pasado, del futuro y del presente, puedes estar soñando que sueñas y no estás soñando.

Todos los sueños son verdad, al soñar es de la única manera que puedes estar en varios lugares a la vez, físicamente dormido viviendo tu propio sueño y estando en el sueño de otra persona.

En el sueño, hay conciencia de los sueños, sabes lo que estás haciendo o donde andas, mas a la hora de regresar, el cuerpo físico quedara sin esa memoria.

Si el ser humano quedara con toda esa memoria de lo que sueña, se quedaría con añoranzas y les sería muy difícil vivir en este mundo físico.

El sueño es recordar la divinidad de donde vienen los seres humanos. (Joel)

Todas las noches el ser humano regresa a casa. (Joel)

Mary Luz: pero hay unos sueños que uno los recuerda perfectamente, porque?

Janny: Joel dice que si te dejan recordar el sueño es porque tienes que actuar con referencia al sueño.

Mary Luz: que es un ángel?

Janny: Joel contesta lo siguiente: los ángeles somos energía, nos presentamos ante ustedes y a otras dimensiones; a ustedes con representaciones humanas y con vestiduras, tenemos diferentes encomiendas y somos muy respetuosos de la encomienda de cada uno, no dormimos, ni comemos, ni sentimos frio, estamos en estado de alerta todo el tiempo.

EL PRIVILEGIO DEL REENCUENTRO

Estoy en un bosque en Escocia, soy femenina y estamos reunidas alrededor de un tronco; Clara, Claudia, tu y yo.

Nota:

Soy fundadora y directora de Love, joy and Light Foundation LALF, Fundación Amor, alegría y Luz.

LALF tiene como misión educar a la gente para el conocimiento de la maravilla de la vida, impartiendo enseñanzas que colaboren con el desarrollo humano y así colaborar con amor y compasión a la aceptación del entorno, al crecimiento espiritual, la sanación y la felicidad de la humanidad.

Clara, Claudia y Janny son colaboradoras voluntarias en la fundación.

Al final del libro se dará más detalles acerca de la fundación.

Janny continua:

Tenemos vestimenta muy ligeras para el frio que hace, hay en ciertas partes del bosque niebla, no somos humanas, hemos encarnado en elementales del agua y del viento.

Mary Luz, tu eres un elemental del agua, habitas detrás de una cascada; para visitarte necesitamos cruzar la cascada, eres hermosa, muy estilizada, baja estatura, tu cabello es azul, te llamas Lua, tu trabajo es cuidar un manantial, es una fuente, una cascada de agua natural y la habitas.

Tenemos mucho tiempo para conversar, nos alimentamos de infusiones de hierbas y de flores; nos encontramos en un tronco enraizado que nos sirve de mesa, nos sentamos sobre piedras.

Yo (Janny) soy de aire, no tengo un trabajo en sí, la luz eterna me ha dado la bendición de vagar, Key es mi nombre, todas tenemos nombres con tres letras solamente, nosotras elegimos nuestros nombres.

Clara, come manzanas, siempre trae a nuestros encuentros en el tronco manzanas; los humanos no nos pueden ver porque estamos en otra dimensión; oh, ya sé porque Clara come tantas manzanas, es porque ella cuida de un manzano, ella se llama Zid, tiene su cara como una manzanita y su cabello es rojo, sus mejillas son rojitas, si... su apariencia es como la de una manzana.

Claudia es de aire, es muy despistada, etérea, ella también vaga como yo, pero ella lo analiza y lo pregunta todo, yo soy vaga disfrutando, ella es vaga pero buscando saber más sobre

los humanos, pregunta y le importan mucho ellos. Clara
o sea Zid le dice a Claudia que no se gaste tiempo en lo que
no entiende, en lo incomprensible, nosotras le decimos: tanto
andas curioseando los humanos que un día serás uno de ellos.
Nosotras tu Mary Luz, Clara y yo, no queremos ser humanos,
nosotras podemos ver el mundo físico, pero el mundo físico no
puede vernos.

Mary Luz, tú dices que no quieres ver a los humanos en el
agua, no te gusta el ruido ni la vibración que hacen e insistes en
que te deben pedir permiso para entrar en tus aguas, pero ellos
son tan inconscientes que nunca lo hacen.

Yo (Mary Luz) mientras Janny me cuenta todo esto, he estado
insistiendo en el nombre de Claudia, Janny finalmente dice:

No me puedo concentrar en saber cuál es el nombre, pues
Claudia habla mucho, nos alborota, nos motiva a que hagamos
sesiones de sanación para el bosque.

Ahora llega Patricia (este no es el nombre real de la persona, se
lo he cambiado para proteger su identidad, pero es una persona
allegada a nosotras) tiene alas, ella es diferente es otro tipo de
elemental, nosotras 4 Mary Luz, Clara, Claudia y yo Janny
somos devas y Patricia es un hada.

Nosotras somos guardianes de los elementos, la pasamos rico,
delicioso, dialogando, disfrutando!. Patricia llega a visitarnos,
es muy hermosa, ella sí, está más tiempo con los seres
humanos, ella es parte de la corte de los seres humanos.

Así como los 4 elementos: agua, tierra, aire y fuego tienen los
elementales, los humanos tienen su propia corte que los ayuda,

nunca son enviados solos. Los seres humanos tienen hadas a su servicio, las hadas ayudan a los humanos a la manifestación de fantasías y a la conexión con lo invisible.

La corte de los seres humanos incluye: ángeles, espíritus guías, hadas, maestros y muchos más a nuestra disposición.

Claudia se llama Lia, pero a ella no le gusta su nombre porque es corto, a ella le gustaría llamarse como los humanos, con un nombre largo, ella esta fascinada con los humanos, desea ser como uno de ellos; Lia tiene su cabello blanco pero lo quiere tener dorado como el de los humanos.

Mary Luz o Lua no se cómo llamarte, tú te tomas muy en serio tu trabajo en el manantial, eres muy seria, tan seria que eres corajuda.

Para proteger el manantial puedes bajarle la temperatura al agua, muy a menudo lo haces cuando no te parece que la gente esté allí, bajas la temperatura tanto que los obligas a que se salgan, en ocasiones si es necesario, pero en otras lo haces solo por gruñona porque ni siquiera están haciendo nada malo y los sacas.

    Nota:

    Yo (Mary Luz), me reí, no pudo haberme descrito mejor, esa soy yo, demasiado seria cuando es cuestión de trabajo y sí, hasta gruñona.

Mary Luz, tienes el cabello azul y en tus ojos se ve la cascada que cuidas, tu ropa es ligera un blanco azuloso y tu piel es blanca -azul.

Las alas de Patricia el hada son bellas, transparentes, salen de su piel, son muy delicadas, su cabello es verde y toda ella es verde menos su piel, ella se llama Valeria, a ella también le gustan los humanos.

Para contactarnos con un hada solo hay que conectarnos con el hecho de que tenemos un hada y si es posible ir al bosque.

Los elementales comemos, dormimos y excretamos como los humanos, nos reproducimos a partir de una chispa de luz, somos como luciérnagas, decimos que donde hay una luciérnaga hay un elemental, así como aparecemos un día de una chispa de luz, desaparecemos, no nacemos, ni morimos, somos chispas de luz.

Yo Janny (Key) tengo el cabello blanco, despeinado todo el tiempo, pero deseo tenerlo negro como el de los humanos, de alguna manera idealizamos a los humanos, aunque a ninguna de las tres, Lua, Zid, Key nos gustaría ser humanos por lo de la trabajada y el sufrimiento.

Mary Luz, tengo un problema con mi imagen, no me siento tan bella como ustedes y tú me invitas a que me mire reflejada en el agua del manantial…pero no te escucho, no quiero.

LOS CAZADORES DE ALMAS

Janny bajo un profundo trance dice:

Mary Luz, estuve deprimida hace dos días, pedí ayuda y se me concedió, vi por primera vez a Joel en mi casa.

Se me concedió entrar a un túnel, Joel me llevo allí, Joel se quedo afuera y entré a un túnel lleno de pura luz, me encontré con un ser celestial… como es arriba es abajo, como es abajo es arriba.

El se presento en forma humana con una túnica blanca, tenia piernas, brazos y cabeza, yo me arrodille y llore a sus pies le llame padre celestial….me dijo que son 7 como él que tienen más alta jerarquía que los ángeles y que me mostraría algo; caminamos y, me platicaba que me iba a mostrar diferentes puertas abrió una dimensión donde vi los planetas, las galaxias, el obscuro, la nada…

El solo me mostraba, de pronto! yo me arroje al vacio, caí al vacio en el universo, caí en picada; es una sensación de libertad porque iba en calma. Mientras iba en picada cayendo un ser me tomo de las manos, yo lo único que veía era una bola de luz o fuego que iba a una gran velocidad, viajamos ... hasta que me llevo con los suyos.

Cuando llegue me recibieron muy bien, estaban extremadamente jubilosos de que los hubieran podido detectar, creo que eran seres celestiales y gritaban levantando los brazos Mary Luz! Mary Luz! Mary Luz! echándote porras por que estaban muy felices que los hubiéramos detectado y fueran parte del libro.

Yo (Mary Luz) interrumpí a Janny y le dije, eh... disculpa, pero no creo que sean seres celestiales ya que es muy egótico estar felices por figurar en un libro, yo dudo esa parte.

Janny me dijo:

Si, es cierto tal vez no lo son. Son de cabeza abultada de luz, cuerpo muy delgado de color gris, muy ligeros, son como del tamaño de un niño de 1 año, caminan y levitan, se impulsan con su cabeza para alcanzar grandes velocidades, impresionantes velocidades nunca antes vistas en la Tierra y cuando toman velocidad su cabeza se enciende en luz, al preguntar por su nombre me dijeron: somos los cazadores de almas.

Los cazadores de almas te llevan a viajar y a visitar cualquier persona que esté viva, yo quise ir a visitar a mi madre que está en México, me tomaron de las manos y el impulso es tan rápido que sientes correr la adrenalina, la visite, estuve allí con ella.

Ellos te llevan a donde quieras y se divierten haciendo esto.

Son seres de otra dimensión, me llevaron donde habían mas de ellos, habían hologramas de cosas terrenales, ellos como otros seres se burlan de lo primitivos que somos en la Tierra, los artículos terrenales del mundo físico de nosotros, los tienen con la representación energética holográfica. Uno de ellos tocaba un tambor holográfico, se impulsaba y caía sobre el tambor y luego lo veía como lo tocaba imitando como lo hacemos los humanos. Otras veces se impulsaba y se escurría por la pared y caía sobre el tambor.

Otro usaba zapatos muy grandes, otro usaba una peluca y bigote hacia arriba, haz de cuenta el bigote de Salvador Dalí, en alusión o burla a nosotros. No son sabios, son otra forma de vida son muy amorosos y si, Mary Luz, tienen mucho ego, pues quieren ser parte de tu libro porque nunca nadie había hablado de ellos, de hecho había uno que marchaba y decía que él era ya famoso.

Me llevaron a su sala de conferencias y se cuchicheaban y me decían que estaban felices de que alguien los hubiera visto, cuando entré a su sala de juntas, sacaron a su líder de la silla, lo empujaron para darme la silla a mí, luego de sentarme allí, vi a un grupo y al líder que movían los brazos de lado, a lado gritando: Mary Luz! Mary Luz! Mary Luz!.

Yo (Mary Luz) me reí y le dije a Janny: son como niños pero de celestiales no tienen nada y seguí con mi interrogatorio.

Al preguntarle a Janny si tenían género masculino o femenino, Janny contesto:

No, son andrógenos sin sexo.

Mary Luz, mi percepción es que juegan mucho, tienen mucho ego, pero están muy deseosos de ayudar a la humanidad.

Ellos nos ayudan a viajar en viajes astrales, ellos tienen que ver con los sueños hipnóticos profundos, para contactarlos necesitas caer en picada libre sobre el universo.

Al preguntarle y como se cae en picada libre sobre el universo?

Janny contesto:

No sé, yo simplemente lo hago, aunque dicen ellos que otros seres te pueden recoger porque hay muchos seres en el universo.

Al preguntarle si tienen nombre, Janny contesto:

No sé, solo me dijeron que eran los cazadores de almas.

Mary Luz, hay algo o alguien que los hostiga, porque hay una fuerza que me tumbo de la silla se abrió un hoyo a un costado y ellos muy espantados, mostrando verdadero susto, fueron rápidamente a tapar el hoyo; pusieron todos sus manos sobre el hoyo y con presión de sus manos desapareció el hoyo, estaban muy asustados, horrorizados.

Mary Luz, ellos están aquí, han llegado, me dicen que quieren que tú los ayudes.

Yo (Mary Luz) confundida, pregunto, pero como puedo ayudarlos?

Janny: ellos dicen que mirando que es lo que hay allá que los asusta… uno de ellos dice que no, no miren.

Mary Luz, me están diciendo que ellos se instalaron en un punto del universo donde se abren otras dimensiones y dicen que no debemos mirar allá porque nos puede succionar.

Yo (Mary Luz), con la misma confusión, sin tener la menor idea de que puedo hacer para ayudarlos, le digo a Janny que les pregunte si tienen miedo?

Janny: ellos dicen que sí.

Yo (Mary luz) les digo que si ellos funcionan bajo las mismas leyes que funcionamos los seres humanos, entonces, están teniendo el mismo problema que nosotros, el miedo nos limita y nos esclaviza y hasta el día en que enfrenten sus miedos se podrán liberar.

Intento darles instrucciones para que piensen en la posibilidad de enfrentar lo que tanto los asusta, pero Janny me informa que la cambian de cuarto y se escapan de escuchar la instrucción, pido hablar con el líder y el dice que no, Janny dice que no quiere hablar porque él tiene mucho ego.

Entonces pido hablar con el más sabio y dicen los 4 que hay presentes que ellos son los más sabios.

Bueno me quedo con muy pocas herramientas para ayudar, aparte que ni siquiera sé si puedo ayudar, entonces prefiero cambiar la conversación haciendo más preguntas.

Mary Luz: que comen?

Janny: me informan que comen el holograma de un té, porque nos ven tomar té y se ríen.

Mary Luz: como el líder llego a ser líder?

Janny: ellos dicen que él se eligió solo, que un día él se postulo como líder y se eligió a sí mismo y ellos no dijeron nada y lo aceptaron.

Nota:

Yo (Mary Luz) pensé en silencio, si, entiendo, aquí en la Tierra permitimos que suceda lo mismo en muchos países.

Mary Luz: como se reproducen?

Janny: ellos contestan que siempre han sido los mismos, que tampoco se mueren, que para ellos la muerte es ser succionados.

Nota:

Pienso para mis adentros, estos nos llaman primitivos pero como que están en las mismas que nosotros, le temen a ser succionados que para ellos es la muerte, sin ni siquiera saber qué hay del otro lado, que tal si esta mas bueno del otro lado que de este lado? más o menos como nosotros, con miedo de morir sin saber qué hay del otro lado, que tal si es una dimensión más relajada y divertida que aquí.

Continuemos con las preguntas:

Mary Luz: tienen nombres?

Janny: dicen que no tienen nombres sino códigos.

Mary Luz, el de los zapatotes grandes dice que vayamos a otro cuarto para explicarnos, pero ahora se están peleando, uno dice, no, yo le explico, el otro dice, no, tú no sabes ven yo te explico y están peleándose para explicarme, porque cada uno cree, que es el mejor.

Les digo para calmarlos explíquenme entre todos.

Ya calmados dicen:

Somos códigos de elementos químicos existentes en el universo.

Dicen que todo lo que existe y todo lo que hay lo podemos transformar en la Tierra para hacer nuevas creaciones, nuevas alianzas, nuevos alimentos, transporte, cura del medio ambiente, etc. Me informan que todo se puede transformar y para todo hay una formula química, para lo único que no hay una formula química es para… la felicidad.

La felicidad no es un químico, el resto puede tener una solución con un químico, o, alianzas de químicos, podemos curar por ejemplo, el medio ambiente.

Nota:

Acto seguido nos dan la formula de como limpiar el medio ambiente, que con mucho gusto compartiré con quien esté dispuesto a hacerlo sin esclavizar a la humanidad, cualquier químico interesado contácteme, pero tendré que asegurarme que será usada para ayudar y en pro de la humanidad, sin buscar intereses egoístas.

Mary Luz: cómo curar el cáncer?

Janny: dicen que no saben que es el cáncer, que ellos no vibran en esa frecuencia, aunque el de los zapatotes dice que él si sabe lo que es el cáncer.

Janny sorprendida dice:

Ay! no Mary Luz, ahora si se pusieron celosos los demás, se están peleando fuerte, se dan patadas y golpes, se empujan, se dicen cosas y miran al de los zapatotes con cara de… atrévete a brillar! todo porque él dijo que él si sabía lo que era el cáncer.

Yo (Mary Luz) me rio y le digo a Janny no, pues, mira a tus seres celestiales y se atreven a decirnos que nosotros somos primitivos, dudo mucho que ellos sean más evolucionados, más bien son menos evolucionados que nosotros, que es eso de agarrarse a golpes y ese ego esta elevado por las nubes, que chistosos ja ja ja.

Janny inmediatamente dice shhh…. Mary Luz ellos te escuchan.

Como así Janny? me apresuro a decir… ellos me oyen?

Sí, todo el tiempo que tu les has hecho preguntas yo solo te digo las respuestas, eres tú la que no los oye, ellos si te oyen a ti, y están muy lastimados con tus comentarios de que son menos evolucionados que nosotros y lo que dijiste de su ego.

Ooops discúlpame con ellos, perdón no fue mi intención ofenderlos.

Nota:

Otra vez había yo olvidado que del otro lado me oyen, que soy yo la que no oigo nada.

Mary Luz, el de los zapatotes dice que lo único que sabe del cáncer es que es una enfermedad.

Mary Luz: creen en Dios?

Janny: ellos dicen que sí.

Mary Luz: tienen otra fórmula para compartir con nosotros?

Janny: dicen que sí, que les preguntemos cual queremos, algo que ellos sepan.

Mary Luz: saben cómo descontaminar el agua?

Janny: ellos dicen que sí, con ozono se puede purificar, que con mucho gusto nos darán la formula, pero dicen que no la darán después, porque es bastante larga.

Mary Luz, ellos dicen que ellos son elementos químicos y que la solución a la escases de alimentos esta en los químicos, la solución de la contaminación está en los químicos, la solución a la calvicie está en los elementos químicos, la solución a la vejez esta en los químicos….

Janny de pronto se detiene y visiblemente fastidiada dice:

Ay! no Mary Luz, con estos no se puede hablar, otra vez se agarraron a patadas y golpes, golpe va y golpe viene, se insultan porque todos quieren hablar al mismo tiempo y quieren ser los que saben, es tanto lo que se pelean que yo creo que se olvidaron que yo estoy aquí, es que se pelean por contestar tus preguntas......no sé, voy a esperar a ver si se calman.

Luego de un corto tiempo…

Mary Luz, siguen peleando pero el de los zapatotes se hizo a un lado y me está diciendo que quiere que lo hagan grafico, cuando lo pongas en el libro; esta recostado con una pierna sobre la otra, moviendo su zapatote del pie que tiene sobre la pierna, lo mueve de un lado a otro, tiene un brazo doblado sosteniendo su barbilla como pensando. (Janny se sienta exactamente como está él, para que yo entienda como tiene que ir), él continua dando instrucciones y dice que él, es el más inteligente!

Yo (Mary Luz) hago un esfuerzo por sostener la carcajada y le digo: oh sí, no te preocupes, daremos instrucciones de que te dibujen tal cual quieres y te pondremos como "El pensador"!

Janny me informa que él dice: no. Pónganme como "El Sabio"!

Yo (Mary Luz) le digo: oh sí, no te preocupes así será.

Janny llevándome la idea dice: sí yo estaré con el dibujante para verificar que te dibuje como tú estás diciendo.

Janny me informa que él la corrige diciendo: no, yo estaré presente y yo daré las instrucciones!

En vista de esto, las dos, le prometemos que así será.

Janny continua relatándome lo que está sucediendo:

Ahora se aparece otro Mary Luz, uno que se cree inglés y tiene como una peluca puesta y un bigote hacia arriba, lo veo con una taza de té holográfica y dice que él quiere ser dibujado así como aristócrata. Ahora sale uno corriendo y dice: pues si a ellos los dibujan así, a mí que me dibujen las nalguitas y me muestra sus nalgas y se ríe.

Ay Mary Luz, estoy impresionada, están terribles.

Yo (Mary Luz) aunque me estoy riendo procurando que no me escuchen, le recuerdo a Janny que estamos al pendiente que nos den la fórmula para la calvicie y la de descontaminar el agua, Janny me dice: hay perdón Mary Luz, es que me distraigo observándolos, estos están terribles, hacen cada cosa!

Ok Mary Luz, ya vienen con las formulas.

Wow Mary Luz! me muestran un pizarrón lleno de formulas químicas, números y letras.

Yo (Mary Luz) emocionada le digo: díctamelas!

Janny frunce el ceño y hace un ademan de tratar de ver algo y luego de un rato dice: no comprendo nada.

Yo (Mary Luz) le digo: como así? léeme lo que ves.

Janny: es que no es fácil hay unos símbolos que ni entiendo, letras números, no entiendo!

Janny les pregunta: pero como traigo esas formulas a un estado físico si no comprendo nada?

Janny me informa que ellos contestan a su pregunta: oh, no te preocupes tráenos un matemático él las lee!!

Janny y yo visiblemente frustradas les decimos: podrían darnos una formula más fácil que podamos entender?

Janny dice que ellos contestan: sí, claro, te damos la de la mayonesa! ja ja ja, Mary Luz se están riendo a carcajadas.

Yo (Mary Luz) también me rio y me da un ataque de tos, e inmediatamente Janny me informa que ellos le han dado la fórmula para la tos, que es XD -901, les decimos y donde conseguimos eso? ellos contestan que es un compuesto que deben llevar los medicamentos para la tos, pero que las compañías farmacéuticas no lo ponen por que ganarían menos dinero los que producen los medicamentos, ya que este compuesto crea defensas y entonces se consumiría la mitad de los medicamentos que se consumen para la tos.

Mary Luz, ellos te saludan y dicen que porque no vienes con ellos y el de los zapatotes dice que te quitarían la tos.

Yo (Mary Luz) les digo, que yo estaría encantada de ir a visitarlos.

Janny me dice: como me gustaría traerte conmigo.

Yo (Mary Luz) les digo, me imagino que algún día podre, seguiré intentándolo.

Mary Luz: cuál es la fórmula de la juventud?

Janny: ellos dicen que es algo que se aspira, que cuando tengamos el matemático no la muestran.

Mary Luz: me pueden ver?

Janny: dicen que no, que solo te escuchan.

Mary Luz, ellos dicen que están muy felices de estar en tu libro, porque quieren su pedacito de gloria, hay dos que son muy serios que usan trajes pegados al cuerpo de color gris.

Yo (Mary Luz) aprovecho para preguntar mas de sus personalidades para poder describirlos mejor.

Mary Luz: aparte de llevar a la gente a donde quieran, cual es su trabajo?

Janny: Mary Luz, se han puesto de pronto muy serios con tu pregunta. Hacen como un circulo en el cual me incluyen a mí y hablan como en secreto, murmuran lo siguiente: dicen que ellos no son unos holgazanes, que ellos siempre están al acecho para cazar almas de cuerpos que mueren, también las almas de los drogadictos o adictos. Dicen que los adictos no están en la dimensión física de los humanos y que cuando están drogados dejan el cuerpo físico y ellos pescan el alma y la devuelven rápidamente al cuerpo, para salvarlos de que el alma se caiga al hoyo que tanto le temen ellos. También aclaran, que aunque un adicto no esté drogado se encuentra en otra dimensión, que esa es la razón por la cual es tan difícil comunicarse con los adictos y hacer contacto emocional con ellos, porque ellos se encuentran en otra dimensión.

Mary Luz: es lo mismo que pasa con los niños autistas?

Janny: ellos dicen que si, están en otra dimensión pero tienen menos conciencia. El adicto está consciente espiritualmente de donde se mete, el niño autista sigue siendo autista y pasivo aún en esa otra dimensión.

Lo que evitan que suceda los cazadores de almas, es que, las almas de los adictos se caigan en el hoyo y entonces es cuando dejan el cuerpo o sea, se mueren. Dicen que ellos hacen este trabajo en fracción de segundos, tienen fracción de segundos para agarrar el alma y la meten nuevamente en el cuerpo, insisten que tienen que actuar muy rápido.

Nos dicen, que no seamos tan duros con los adictos porque ellos no están conectados a la dimensión física, por eso hay que ser pacientes con ellos, es como si las drogas fueran un medio de transporte a otra dimensión, a la dimensión que ellos pertenecen.

Uno de ellos comenta, que en una ocasión estaba salvando una de esas almas y tuvo que agarrarlo muy pronto por que habían unas entidades que querían posesionarse del cuerpo, dicen que tienen que actuar muy rápido porque si no, pueden haber posesiones.

Mary Luz: cómo podemos ayudar a los adictos?

Janny: ellos contestan que la formula esta en el alma, ya que el alma es la fórmula de la felicidad, es la fórmula que no tenemos nosotros los cazadores, al adicto hay que ayudarlo a aterrizar en esta dimensión física, que vean la belleza de la dimensión terrestre, deben de sentir y aceptar que ellos están en la dimensión terrestre.

Los que consumen substancias no escuchan porque simplemente no están en el plano físico terrestre.

Mary Luz: haber si entendí. La clave para ayudar a un adicto es traerlos a este plano físico enseñándoles con amor a aceptar esta dimensión?

Janny: ellos dicen que si, así es, Mary Luz.

Nota:

Lo que nos estaban diciendo coincidía con la información que ya nos había dado Joel acerca de los adictos.

Janny me informa: Mary Luz, otra vez estos empezaron a pelear, dicen: yo lo dije, no, yo lo dije, no fui yo…. y me rio de verlos pelear ellos también se ríen y les digo: los amo tal y como son y ellos dicen que también nos aman.

El de los zapatotes dice nuevamente, que no se te olvide que cuando hagas su foto él está sentado apoyando su cabeza en la mano derecha, cruzada la pierna derecha sobre la izquierda, moviendo su zapatote de punta guango de color café.

Yo (Mary Luz) le digo sí, con actitud pensante.

Janny: él te corrige Mary Luz, no con actitud de sabio.

Mary Luz: oh si perdón sabio no pensante, así se hará.

Mary Luz, me comentan que entre ellos tienen muchos conflictos y otra vez se están peleando, se acusan unos a otros culpándose, dicen es que eres tu codicioso, no tu eres un envidioso, no yo sé más que tu, hay no paran, son terribles!

Ya me despido de ellos Mary Luz y les digo que muchas gracias por todo lo que hacen por nosotros y las almas.

Ellos están muy felices se han subido al holograma de una mesa brincan y preguntan porque se despiden? yo les contesto que ya nos tenemos que ir, porque tenemos que hablar con alguien más, (con Joel).

Janny se queda en silencio y con su cuerpo descolgado.

Por más que le hablo, Janny no me contesta, la tomo de la mano y su mano está completamente descolgada, la llamo… Janny, Janny háblame! ella finalmente responde de mala gana y me dice, ay si Mary Luz aquí estoy…. Joel me regaña porque estoy engolosinada en otra dimensión.

Luego de enderezar un poco su cuerpo y acomodarse en el sillón dice:

Mary Luz, Joel te felicita por tu libro SANA y por los avances de LALF.

Yo (Mary Luz), le digo que gracias y además le comento a Joel que estoy triste por 2 clientes que no pude ayudar.

Janny me informa que Joel contesta:

Ellos traen entes de energía negativa pegados a su propia energía y voluntariamente les han dado forma y poder, ellos se agreden a sí mismos y suelen proyectarlo hacia el entorno que los rodea, es agresión mental hacia ellos mismos, en estos casos hay que bajar el índice de agresión, esto es consecuencia del desamor a sí mismos y falta de disciplina ya que ellos no siguen tus instrucciones.

Mary Luz, dice Joel que no te desgastes con ellos, que no puedes salvar a todos de la oscuridad, que ellos entenderán y regresaran, que dediques todos tus esfuerzos a la gente que este receptiva, hay mucha más gente receptiva esperando por ayuda, estos dos casos en particular son personas que piensan mucho en las noches y se torturan mucho de lo que pudo haber sido y no fue, ellos quieren estar así, tú no puedes hacer nada, acuérdate Mary Luz, que la disciplina tiene que ser de ellos para poder sanar.

TODOS SOMOS UNO, AYUDANDO A SANAR A OTROS ESTAS EVOLUCIONANDO

Estoy en el aquí y en el ahora en México. Hubo un accidente de carro, un hombre muy solo, ha muerto. Veo su cuerpo muerto y su alma confundida, hay ángeles que tratan de ayudarlo, pues está muy confundido, hay un ángel cuidando el cuerpo.

Mary Luz: de que lo cuida?

Janny: hay muchas energías oscuras alrededor queriendo poseer la energía de dolor y de confusión que hay en el ambiente, puede haber posesión, estas energías se alimentan de energías caóticas y de dolor por que a ellos les gusta la energía de dolor, es como si se vistieran con esa energía, se la echan encima, el ángel con su presencia no deja que se acerquen, ya que en las primeras horas de haber fallecido hay peligro de que estas energías oscuras se acerquen, porque mientras haya caos y dolor esto los atrae.

Mary Luz: háblame más de la energía oscura por favor.

Janny: hay muchas formas de oscuridad atraídas a diferentes vibraciones.

Mary Luz: puedes contarme de la energía de la pereza?

Janny: en un lugar donde reina la pereza, se forman unas energías pesadas como en forma de cubo que están colgadas desde el techo, son entes que se alimentan de la vagancia, te poseen desde arriba hacia abajo, se tiran encima de ti haciendo que te sientas mas perezoso para no moverte y así tener más alimento.

Janny me explica que la única salvación para deshacerse de estos entes cúbicos de pereza que son bastante densos, es con pensamientos de acción y ejecutar la acción por medio del movimiento, eso es lo que los aleja; por el contrario si la persona sigue pereceando la energía oscura de la pereza se fortalecerá y perpetuara en ese lugar.

Mary Luz: y la energía de la gente que se siente sola y que desea compañía o de los que sienten que no tiene nada o a nadie?

Janny: Joel esta aquí Mary Luz, él contesta que la gente no se debe enfocar en la ausencia, sino que por el contrario en sentir que están acompañados, para que con esa energía atraigan compañía, ya que las imágenes evocan la sensación, cuando quieres algo o a alguien debes concentrarte en darlo por hecho que ya lo tienes, es sentir que lo tienes, eso atrae y hace que se materialice lo que deseas.

A continuación aprovechando la presencia de Joel le hago diferentes preguntas.

Mary Luz: por que las personas tienen diferentes colores en el aura?

Janny: Joel dice que el aura de las personas es del color favorito de las personas, porque es del color en el que más vibran.

Mary Luz: es verdad que existen las almas manchadas?

Janny: Joel dice que sí, ese término se refiere a lo siguiente:

Las almas manchadas son infiltraciones de energía, son hoyos en la energía de las personas, ejemplo: energía de miedos, vibrar en falsedad, la mentira, adicciones, egoísmo, ira, incertidumbre, enfermedad, exceso o falta de alimentación, pereza física y/o mental, etc. Todos esos hoyos se los trae la persona nuevamente cuando encarna; cuando alguien tiene una enfermedad, la energía es color café.

Los ángeles no tenemos ese problema, porque somos ángeles de luz que vibramos en una energía en circulo y nuestro campo magnético es impenetrable, si se filtrara otra energía dejaríamos de ser ángeles.

Yo (Mary Luz) hago una interrupción puesto que caigo en cuenta que ni siquiera he saludado a Joel, le pido disculpas por haberlo atacado con preguntas sin por lo menos saludar.

Janny me dice que él saluda y me informa que hoy viene vestido de una forma diferente, ya que viene vestido de gala, usualmente está vestido con una túnica blanca que le arrastra, pero hoy viene con su túnica blanca mas una pechera dorada y una cintilla dorada en su frente.

Janny le pregunta qué significa eso, Joel contesta que es un reconocimiento a su cumplimiento de deberes.

Mary Luz, dice Joel literalmente que ha sido ungido por su buen desempeño.

Mary Luz: por favor me explicas mejor?

Janny: Joel contesta que ese reconocimiento es el resultado de ganarse la luz, buen desempeño, aporte, trabajo en equipo, dice que para que nosotras lo comprendamos, él lleva trabajando miles de años para poderse ganar este ascenso.

Mary Luz: intrigada por saber cómo funciona el asunto, le pregunto: oh es algo así como subir de jerarquía, haz subido de rango?

Janny: Joel dice que simplemente a los ángeles les ayuda el hecho de que los seres humanos tengan conciencia de que existen, ya que en otras eras ni siquiera eran mencionados y eso hace que los ángeles no avancen puesto que había menos conciencia.

Entre más primitiva es la persona, son otros seres los que los rodean.

La cintilla dorada en la frente significa que ha tomado jerarquía nueva, hay a algunos que se les da un báculo, una pechera, una cinta, un cinturón.

Los que tienen la pechera y la cinta significa que son muchas, muchas veces sabios.

Janny me informa que Joel mueve sus manos hacia arriba y hacia abajo tratando de explicar lo que dice, lo mejor que puede, y que también le comenta que no es humano de entender las jerarquías en las que van avanzando los ángeles.

Janny le pregunta: la cintilla es como una aureola?

Joel le contesta que la cintilla no tiene nada que ver con la aureola, que las aureolas son como insignias de divinidad que los humanos se inventaron para ponerles una connotación celestial, pero que la energía es toda completa, no solo en un aureola sino en todo su campo magnético.

Mary Luz: definitivamente todas las respuestas a la salud están en la energía, correcto?

Janny: Joel dice que sí, así es.

Nota:

Quiero aclarar que lo de la pregunta de la jerarquía la hice por saber si había subido de jerarquía, ya que los ángeles tienen jerarquías, pero soy consciente que subir de jerarquía solo tiene importancia en el sentido de que estés haciendo bien el trabajo, ayudándote a ti mismo y a los demás a evolucionar, no en el sentido egótico, pues los ángeles no tienen ego.

Continúenos con las preguntas:

Por esta época estaba muy reciente la noticia de que una artista muy famosa, se sometió a un procedimiento quirúrgico para amputar sus dos senos como método de prevención para evitar que le diera cáncer. Apenas vi esa noticia, tuve la sensación de que eso era una locura, eso era dar por hecho que le iba a dar cáncer, me acorde lo que había escrito en mi libro SANA, creer es crear.

Además me pareció una invitación al publico a que hicieran lo mismo, el objetivo de la noticia era publicidad a mi parecer.

La mostraron de hecho como toda una heroína y aplaudieron su conducta como un acto de valentía; yo pensé por el contrario que esa conducta era un acto de cobardía, así que, quise corroborar mi intuición y le pregunte a Joel al respecto.

Mary Luz: es apropiado cortarse una parte del cuerpo para evitar el cáncer?

Janny: Joel contesta, que al cortarse alguna parte de tu cuerpo por tener miedo a que te de una enfermedad eso es mutilación y barbarie, ya que la enfermedad es mental, si por el contrario la persona tiene un pensamiento progresista evitaran que les de la enfermedad.

El cortar o mutilar tu cuerpo es anticipar la enfermedad, es haberla creado. Si te dicen que te va a dar alguna enfermedad y tú te lo crees, vas a crear enfermedad.

Mary Luz: que quieres decir con progresista?

Janny: Joel contesta que progresista significa, siempre adelante nunca atrás y continua hablando de las mutilaciones.

Joel dice: si los seres humanos conocieran la verdad, no harían mutilaciones a su cuerpo y la verdad es que siempre se regresa no importando que, el alma siempre retorna. Joel hace énfasis en que los seres humanos deben conocer acerca del retorno del alma.

Lo cual significa que si el ser humano sabe de su retornar, seria mas desprendido del cuerpo, sin esto significar que no cuidemos y atendamos nuestro cuerpo.

Mary Luz: en qué momento entra el alma al cuerpo?

Janny: Joel responde, que el alma está entrando y saliendo constantemente del cuerpo del feto y que incluso hasta el primer mes del recién nacido ocurre esto.

El cuerpo humano es un vehículo para poder experimentar un mundo físico y sigue experimentando hasta cuando duermes.

Cada vez que duermes vuelves a casa, en el cuerpo físico se está solo de visita; desde antes de quedar preñada la mujer, se está visitando el cuerpo femenino, mirando alternativas.

Nada es producto del azar, puesto que todo es un destino y un plan predeterminado, por lo cual, cada alma escoge previamente, en cual familia va a reencarnar, escoge sus padres y las circunstancias familiares, el nombre que va a usar y hace un mapa de su vida.

Todo está predeterminado, que no se les permita recordarlo es otra cosa.

Por medio del libre albedrio, se pueden hacer cambios a ese plan predeterminado pero no se pueden hacer cambios de misión, la misión se tiene que cumplir, si no se cumple se crea más conflicto.

Mary Luz: es algo así como una amnesia consciente necesaria?

Janny: Joel dice que sí, es amnesia absolutamente necesaria.

Ya de hecho a los humanos les cuesta ubicarse en el presente, te imaginas como seria si fueran conscientes del pasado y del futuro?

Ahora bien, hay que tener en cuenta que no en todos los casos aplica que hay un plan predeterminado, ya que hay almas muy desordenadas que no planean su retorno y caen en cualquier familia y a donde llegan ahí se quedan sin haber planeado nada previamente.

Mary Luz: no entiendo muy bien me podrías ampliar mas esto?

Janny: Joel explica que hay almas muy organizadas, que planean sus retornos con su grupo de almas hasta de 5 vidas en adelante con anterioridad.

Pero hay otras almas que son muy espontaneas y llegan a donde quieran sin ninguna planeación, allí es, donde se dan casos de gente que sienten que no tienen un propósito en la vida, o familiares que tienen un sentido de no pertenencia en la familia porque se sienten ajenos a esa familia o por el contrario rechazados por su familia porque hay una sensación general de que no pertenece a ese grupo, de los dos lados, de el de la familia y de la misma persona, un sentido completo de ser ajeno a ese grupo, pues porque así lo es, no hay pertenencia a ese grupo de almas.

Esta decisión de planear o no tu vida es parte del libre albedrio, pero como en todo, hay que asumir las consecuencias de la no planeación o desorden.

Mary Luz: hay almas que les obligan a reencarnar?

Janny: Joel dice que no, a nadie se obliga a reencarnar, pero el plan de evolución de las almas está diseñado de tal forma que el alma misma se ve forzada a decidir reencarnar, ya que el alma sabe que no se puede quedar en el mismo nivel todo el tiempo, es simplemente inadecuado.

Joel lo explica de esta forma: es algo así como si te quedaras en tercer grado teniendo ya 25 años de edad, sencillamente no corresponde. El alma y el sistema no pueden sostener una indisciplina de tal grado.

No se da un ultimátum de que debes reencarnar, pero el mismo sistema te va sugiriendo que te muevas, que retornes, si, el alma no lo hace, el sistema te va acorralando de tal forma que ya tú decides que tienes que encarnar para avanzar.

A estas almas se les da amor fuerte, se es muy amoroso con las almas, pero hay que hacer la tarea.

Hay que señalar y aclarar: sí, definitivamente sí, se pueden tomar descansos y no se les obliga a parar el descanso, pero se llega a un punto que las almas ceden y saben que tienen que reencarnar, el sistema de evolución esta hecho de tal forma, que aunque se les da toda la libertad y no se le obliga a nadie a retornar, hay mucha disciplina allá arriba, disciplina amorosa pero disciplina, no hay escape.

Mary Luz: hay almas rebeldes?

Janny: Joel dice que sí, somos peldaños de luz. Hay almas que avanzan y otros que están por decisión propia estáticos, confortables, definitivamente hay niveles Mary Luz.

Hay almas que caen en círculos viciosos cometiendo el mismo error una y otra vez y se pueden tardar miles de años y reencarnaciones engolosinados en las mismas conductas causando que evolucionen despacio y muy poco.

Para estos casos hay intervención celestial para ayudarlos, hay ángeles especializados en este trabajo.

Entonces, cuando el alma deja el cuerpo, se le ofrece la ayuda, se les dan opciones, pero la decisión es siempre del alma, si quiere tomar la ayuda o no.

Se les habla con seriedad, los ángeles encargados de este trabajo les dicen: o recibes la ayuda para romper el círculo vicioso donde has caído, o vas a involucionar.

Mary Luz: que quieres decir con involucionar?

Janny: Joel explica que involucionar es descender a un animal. Es más fácil involucionar de ser humano a animal, porque allí hay conciencia, que involucionar de animal a planta, porque allí hay instinto.

El paso de llegar a ser un ser humano es un paso crucial en la evolución del alma, porque es el primer paso para irte a la divinidad.... a la conciencia.

Los seres humanos son una estirpe de guerreros! todos los que vienen al planeta Tierra encarnados en humanos son guerreros, no hay diferencia de superiores o inferiores todo ser humano que pisa este planeta no importa su grado de conciencia es un guerrero, no es fácil estar en la Tierra, no es fácil ocupar un cuerpo físico, en la dimensión física terrestre no es fácil estar, ha habido un largo camino para llegar a ser, un ser humano, sin embargo la posibilidad de involucionar está latente, las almas son muy consentidas y amadas pero la decisión de evolucionar o involucionar siempre es del alma.

Mary Luz: hay muchos casos de llegar a involucionar hasta llegar a animales y plantas?

Janny: Joel dice que si los hay, pero son pocos.

Mary Luz: hay conductas penadas? y en tal caso cuales son las más penadas?

Janny: Joel contesta que básicamente son dos.

- La privación de la vida.

- La privación de la libertad.

En el segundo caso en la privación de la libertad, se derivan muchas conductas, como por ejemplo: agresión verbal, agresión física, esclavizar a otros, cualquier conducta que obstaculice la libertad.

Ejemplo para privación de la vida: Asesinato.

Al cometer alguien asesinato hay conciliación espiritual.

Sin cuerpo físico se encuentran las almas y se hacen las aclaraciones de lo sucedido. Hay muchos casos de asesinato que ya estaban planeados por proceso karmico, si es un caso karmico no hay penalidad, la penalización se da, cuando no ha sido planeado que esa alma fuera asesinada por la otra alma previamente, si no que el asesinato ocurrió por libre albedrio del asesino.

La penalidad es generar conflicto que se debe resolver nuevamente en la misma carne.

Hay que dejar muy claro, que una cosa son las experiencias con otras almas que las ayudan a crecer y otra cosa son los abusos que se cometen.

Mary Luz: o sea que es gravísimo lo de la violencia domestica?

Janny: Joel dice que sí, se penaliza y sí se aprende la lección, la penalidad ya se pago y queda como experiencia. Todo es experiencia.

Mary Luz: me están llegando muchos casos de gente que tiene miedo a conducir su carro, por qué?

Janny: Joel dice, mis favoritos, los casos de la oficina!

Estos son casos de rezagos de memorias, que tienen que ser asimilados, cada caso aplica distinto, pero es lo mismo como el que tiene miedo al elevador, al agua o a las alturas, son memorias sin procesar, por lo tanto sin asimilar, sin desintegrar.

Mary Luz: como diferenciar un caso de rezago de memoria y un caso de alguien que tiene pegado una entidad?

Janny: Joel contesta que el que tiene pegada una entidad a su campo electromagnético que es lo mismo que el aura, tiene momentos de sentir que no es él o ella, los huecos en el campo electromagnético permiten que otras energías se adhieran o se filtre la energía de la entidad, que una vez que se pega al campo energético de la persona, empieza a influenciarlo.

Está comprobado científicamente el campo electromagnético que tienen los seres humanos, es lógico pensar que si existe un campo electromagnético y éste tiene huecos, se puede filtrar otra energía.

Mary Luz: cómo solucionar esto?

Janny: Joel contesta, que educando la mente.

Mary Luz: es mi entendimiento que la mente se puede entrenar, como se entrena un musculo del cuerpo, es así?

Janny: Joel dice sí, así es. Todo el mundo está dotado de una mente, lo que no tiene todo el mundo es la mente entrenada, hay que tener un encauce apropiado para que tu mente no esté ociosa.

Sugerencias sencillas para entrenar tu mente:

1. Tener contacto con lo celestial, favor no confundir con lo religioso.

2. Saber pedir y dar las gracias al creador, no confundir con la religión nuevamente.

3. La lectura.

4. Desarrollar una mente critica y analítica por medio del razonamiento, alimentando tu mente con lecturas y charlas educativas y productivas.

Son cosas muy sencillas, no es nada extraordinario, solo que, los seres humanos simplemente no lo aplican.

La religión es el cáncer de la humanidad. (Joel)

Nota:

En vista de que se hace tanto hincapié en no confundir la religión con la espiritualidad porque definitivamente **no son lo mismo**, expondré un cuadro comparativo que marca las diferencias entre que es espiritualidad y que es religión. Esta información fue tomada de un fragmento de un libro de uno de mis autores favoritos "A new Earth "(Una nueva Tierra) de Eckhart Tolle y ademas de unas diapositivas que se comparten de una website: http://www.slideshare.net/mikaelo/religin-y-espiritualidad-8578822 slidesgare.netedgardolebron ya que considere que estas dos referencias son lo más aproximado a mostrar la diferencia entre religión y espiritualidad.

ESPIRITUALIDAD Y RELIGIÓN por Eckhart Tolle

El hecho de tener un credo (una serie de creencias consideradas como la verdad absoluta) no nos hace espirituales, independientemente de cuál sea la naturaleza de esas creencias. En efecto, mientras más se asocia la identidad con los pensamientos (las creencias), más crece la separación con respecto a la dimensión espiritual interior. Muchas personas "religiosas" se encuentran estancadas en ese nivel. Equiparan la verdad con el pensamiento y, puesto que están completamente identificadas con el pensamiento (su mente), se consideran las únicas poseedoras de la verdad, en un intento inconsciente por proteger su identidad. No se dan cuenta de las limitaciones del pensamiento. A menos de que los demás crean (piensen) lo mismo que ellas, a sus ojos, estarán equivocados; y en un pasado no muy remoto, habrían considerado justo eliminar a esos otros por esa razón. Hay quienes todavía piensan así en la actualidad.

La nueva espiritualidad, la transformación de la conciencia, comienza a surgir en gran medida fuera de las estructuras de las religiones institucionalizadas. Siempre hubo reductos de espiritualidad hasta en las religiones dominadas por la mente, aunque las jerarquías institucionalizadas se sintieran amenazadas por ellos y muchas veces trataran de suprimirlos. La apertura a gran escala de la espiritualidad fuera de las estructuras religiosas es un acontecimiento completamente nuevo.

Anteriormente, esa manifestación habría sido inconcebible, especialmente en Occidente, cultura en la cual es más grande el predominio de la mente y en donde la Iglesia cristiana tenía prácticamente la franquicia sobre la espiritualidad.

Era imposible pensar en dar una charla o publicar un libro sobre espiritualidad sin la venia de la Iglesia. Y sin esa venia, el intento era silenciado rápidamente. Pero ya comienzan a verse señales de cambio inclusive en el seno de ciertas iglesias y religiones. Realmente es alentador y gratificante ver algunas señales de apertura.

Esto sucede en parte como resultado de las enseñanzas espirituales surgidas fuera de las religiones tradicionales, pero también debido a la influencia de las enseñanzas de los antiguos sabios orientales, que un número creciente de seguidores de las religiones tradicionales pueden dejar de identificarse con la forma, el dogma y los credos rígidos para descubrir la profundidad original oculta dentro de su propia tradición espiritual, y descubrir al mismo tiempo la profundidad de su propio ser. **Se dan cuenta de que el grado de "espiritualidad" de la persona no tiene nada que ver con sus creencias sino mucho que ver con su estado de conciencia**. Esto determina a su vez la forma cómo actúan en el mundo y se relacionan con los demás.

Quienes no logran ver más allá de la forma se encierran todavía más en sus creencias, es decir, en su mente. En la actualidad estamos presenciando un surgimiento sin precedentes de la conciencia, pero también el atrincheramiento y la intensificación del ego. Habrá algunas instituciones religiosas que se abrirán a la nueva conciencia mientras que otras endurecerán sus posiciones doctrinarias para convertirse en parte de todas esas otras estructuras forjadas por el hombre detrás de las cuales se ha de atrincherar el ego para "dar la pelea". Algunas iglesias, cultos o movimientos religiosos son básicamente entidades egotistas colectivas identificadas tan rígidamente con sus posiciones mentales como los seguidores de cualquier ideología política cerrada ante cualquier otra interpretación diferente de la realidad.

Pero el ego está destinado a disolverse, y todas sus estructuras osificadas, ya sea de las religiones o de otras instituciones, corporaciones o gobiernos, se desintegrarán desde adentro, por afianzadas que parezcan. **Las estructuras más rígidas, las más refractarias al cambio, serán las primeras en caer. Esto ya sucedió en el caso del comunismo soviético.** A pesar de cuán afianzado, sólido y monolítico parecía, al cabo de unos cuantos años se desintegró desde adentro. Nadie lo vio venir. A todos nos cayó por sorpresa. Y **son muchas otras las sorpresas que nos esperan.** (Eckhart Tolle from "A new Earth")

Las siguientes palabras fueron tomadas de:

http://www.slideshare.net/mikaelo/religin-y-espiritualidad-8578822 slidesgare.netedgardolebron.

1. Para lidiar con los grandes enigmas de la vida, el ser humano creó las religiones. En ellas pretende encontrar la luz que necesita para develar el misterio que envuelve su origen y su destino, para interpretar el sentido y el propósito de la existencia, para descubrir las causas del dolor que lo aqueja; y en fin, para encontrar un poco de alivio a sus incontables males.

2. Sin embargo, estas religiones que la humanidad se ha dado, acabaron por institucionalizarse. Y al hacerlo, se convirtieron en organismos trasnacionales que, por momentos, aparecen ante nuestros ojos como grandes estructuras de poder y, los objetivos originales que propiciaron su aparición y que estaban revestidos de

profunda espiritualidad, han quedado sepultados por esa avalancha de intereses que ahora ahoga a los cultos religiosos.

3. Precisamente, esa ausencia de espiritualidad que se manifiesta en las grandes religiones del mundo, es la que nos mueve a pensar que religión y espiritualidad no son lo mismo.

4. Religiones hay muchas; espiritualidad, sólo una.

5. La religión se apega a rituales; la espiritualidad, los trasciende.

6. La religión adormece; la espiritualidad, despierta.

7. La religión es para los que necesitan que alguien les diga qué es lo que tienen que hacer; la espiritualidad es para los que sólo prestan oído a su voz interior.

8. La religión se organiza con base en dogmas incuestionables; la espiritualidad invita a razonarlo todo, a cuestionarlo todo; impulsa a que sea el practicante quien tome las decisiones y a que asuma las consecuencias de sus actos.

9. La religión amenaza y amedrenta; la espiritualidad da paz interior.

10. La religión habla de pecado y de culpa; la espiritualidad ayuda a aprender de los errores cometidos.

11. La religión reprime; la espiritualidad libera.

12.La religión se inculca desde la infancia; la espiritualidad es algo que se tiene que buscar.

13.La religión inventa; la espiritualidad descubre.

14.La religión es estricta; la espiritualidad carece de reglas.

15.La religión alienta la separatividad; la espiritualidad promueve la unión.

16.La religión anda en pos de las personas; la espiritualidad espera que sean ellas las que la encuentren.

17.La religión se apega a un libro sagrado; la espiritualidad busca lo que de sagrado hay en todos los libros.

18.La religión se alimenta del miedo; la espiritualidad da confianza.

19.La religión quiere estar en el pensamiento de la gente; la espiritualidad aspira a la conciencia.

20.La religión se ocupa del hacer; la espiritualidad, del ser.

21.La religión es lógica; la espiritualidad, dialéctica.

22.La religión alimenta el ego; la espiritualidad lo trasciende.

23.La religión quiere que se renuncie al mundo; la espiritualidad ayuda a vivir en paz en él.

24. La religión promueve la adoración; la espiritualidad, la meditación.

25. La religión es parte de la psicología de las masas; la espiritualidad es individual.

26. La religión quiere que el ser humano sueñe con la gloria y el paraíso; la espiritualidad ayuda a encontrarlos aquí y ahora.

27. La religión atrapa la mente; la espiritualidad libera la conciencia.

28. La religión hace creer en la vida eterna; la espiritualidad hace que se tome conciencia de ella.

29. La religión promete bienestar en el más allá; la espiritualidad da bienestar en esta vida.

Luego de haber expuesto estas dos referencias que diferencia la religión de la espiritualidad, procederé a dar respetuosamente mi propia opinión sobre la religión y sobre lo que nos revelo Joel del éxodo.

Aunque respeto y amo a mis hermanos religiosos y pienso que si una religión te ayuda a ser mejor persona es algo entonces positivo para la persona, yo en lo personal no soy religiosa en absoluto. Creo infinitamente en un Dios o un padre creador, pero no en las religiones, así que, no me sorprendió que Joel dijera que la religión es el cáncer de la humanidad.

Cuantas atrocidades se han cometido y se cometen en nombre de la religión, como por ejemplo: asesinatos, discriminación, peleas, disgregación, odio, separación, injusticia, violencia, desamor, confusión, etc.

Pienso que se trata de congregarnos, no de disgregarnos, de unirnos, no de separarnos, de amarnos, no de odiarnos, de sentirse a salvo, no de unos creerse salvos y otros condenados, o de creerse unos poseedores de la verdad y otros de la mentira, de unos elegidos y otros abandonados.

Eso de que hay un pueblo elegido evidente y lógicamente no puede ser verdad.

Apelo a tu simple lógica, tú crees que un Dios que es infinito amor, va a tener un pueblo elegido y a los otros los va a abandonar? eso suena a mentira y a manipulación de entrada, a mí también me han mentido pero yo he elegido usar mis discernimiento y seguir mi propia luz.

Yo creo y sé que existe un Dios. Creer es crear! y a Dios hay que crearlo cada día, minuto y segundo de nuestra existencia por qué no está afuera, está dentro de mí y de cada persona que lo pueda reconocer, porque cada uno de nosotros es un pedacito de Dios hechos perfectamente como él quería que fuéramos.

Así que, no hay diferencias ante sus ojos, las diferencias que han desencadenado el odio y la esclavitud de la humanidad la hemos creado nosotros.

Dios no hace diferencias, somos nosotros que en nuestra ignorancia y desconexión con lo divino creamos la confusión y el dolor.

Continuemos ahora con las preguntas a Joel.

Mary Luz: utilizo un procedimiento para colaborar con la sanación de mis clientes podríamos revisarlo y corregirme o agregar lo que falte?

Janny: Joel dice que todo se simplifica a una sola cosa:

"Educación Mental" razonamiento mental, cuando lo razonas, lo integras y lo entiendes, es asimilación y entendimiento, es conciencia!. (Joel)

Para ayudar a la gente a llegar a este punto se debe trabajar en estas áreas:

1. Contacto con lo celestial.

2. Trabajar en la energía.

    a. Limpiar energía en desarmonía.

    b. trabajar con los colores a nivel energético.

Ya que la frecuencia vibratoria de los colores es capaz de alterar el organismo humano. Los colores ayudan a armonizar la energía del cuerpo humano.

    c. El péndulo es una buena herramienta.

3. Educar a la gente y enseñarles que éste es un mundo amistoso.

4. Enseñarles auto hipnosis y las autoafirmaciones positivas.

5. Apropiada alimentación y ejercicio físico.

6. Enseñarles a aceptar lo que son, almas en evolución, por lo tanto, enseñarles del retorno del alma.

Siempre ten en cuenta, que uno de los conflictos a los que te enfrentas con la gente, es que, como están en drama y sufrimiento, cuando llegan a tu oficina están en estado de shock y esto los hace menos receptivos.

Mary Luz: me podrías hablar más acerca de los problemas sexuales de los humanos?

Janny: Joel comenta que es un tema bastante extenso, pero muchos de los problemas sexuales que se presentan es el resultado del cáncer que han dejado las religiones.

Además muchos otros problemas de sexualidad como por ejemplo la impotencia, es una forma de castigo de la misma persona hacia ellos mismos o de conflictos que se han generado en episodios pasados de la persona.

El presente, la sabiduría del presente! podemos mirar el pasado y el futuro, pero el presente siempre tiene matices del pasado y también un compromiso con el futuro. (Joel)

SOMOS LO QUE HEMOS SIDO

1817 Ámsterdam, eres mi maestro Mary Luz, te llamas Pollack, Mr. Pollack te decimos.

Eres maestro de Psicología, filosofo, muy respetado por la universidad y por todos tus alumnos. Eres atractivo, alto, cabello negro, piel blanca, nariz fina, ojos claros, elegante, siempre estas con abrigo, guantes y gorro, el clima te lo exige y además eres elegante.

Tienes buenos modales, relajado, pero serio, eres una figura de respeto.

La Universidad se llama Middlesex University.

La matriz de la universidad está en Londres, la universidad donde estamos es una sede en Holanda a las afueras de Ámsterdam, cerca de Londres.

Mi nombre es Vincent, soy estudiante de psicología y soy homosexual.

Mary Luz, veo a Pablo (Pablo no es el nombre real, se le cambio para proteger su identidad, pero él es un amigo en común de Janny y mío en nuestra vida actual).

Pablo es mi compañero de clase, somos tus alumnos, el se llamaba Joe (este si es su nombre real en la vida pasada) era excelente alumno, muy inteligente, pero no terminó la escuela, descubrió que no era lo suyo.

Yo (Mary Luz) pregunto, pero que paso porque no terminó? Janny contesta, no puedo decirte, le guardo un secreto, al igual que ahora, en esta vida y no puedo revelarlo.

Nota:

Es importante poner énfasis en el sentido de privacidad y lealtad que tiene Janny cuando está recordando una vida pasada, ya que toma la personalidad de quien fue, puesto que ésta no era la primera vez que me ocultaba información porque simplemente la consideraba secreta, ella ya había tenido esta conducta anteriormente conmigo, cuando fue sirena, no me dijo donde estaban localizados actualmente las sirenas puesto que no era seguro para su comunidad, consideraba peligroso decir su localización geográfica así que no la revelo y en otras ocasiones.

Continuemos:

Joe tiene tendencias homosexuales, aunque se muestra como hombre, pues también le gustan las mujeres, solo que él no

MARY LUZ BERMÚDEZ

admite sus tendencias homosexuales, pues se hacía pasar por heterosexual.

Joe tiene pelo liso oscuro, piel blanca, ojos oscuros que no le gustan por que los quiere tener claros. El es español, en verdad se llama José Juan Cabrera, pero se hace llamar Joe pues no quiere sentirse diferente de los otros estudiantes, tiene conflicto con tener un nombre español y con pertenecer a una familia de clase media, no es de familia adinerada como el resto de la clase.

Joe no se lleva bien con Mr. Pollack a veces lo respeta y a veces no, puesto que piensa que tú no te percatas de sus capacidades, él es muy brillante y el resto de los maestros se lo hacen saber pero Mr. Pollack no.

Janny hace una pequeña pausa y luego dice:

Oh!... ya entiendo, Mr. Pollack sabe que Joe es muy inteligente, pero que está lleno de ego y Mr. Pollack está completamente decidido a no alimentar su ego. Si, Mary Luz, tú no quieres contribuir a alimentar su ego, ustedes no se llevan bien y hay encontronazos muy fuertes entre ustedes.

Joe esta en conflicto por que los otros maestros lo tienen en muy alta estima, pero él no engaña a Mr. Pollack. Ya que Pollack es mucho más exigente y le pide más que conceptos filosóficos y ser un alumno aplicado, le pide ética y entendimiento más profundo del ser humano.

Joe no logra engañar a Pollack con su inteligencia, Pollack es mucho más exigente.

Mr. Pollack es muy adelantado para la época, sabe más de lo que dice, se guarda mucha información para él mismo, porque sabe que se puede meter en problemas si dice todo lo que piensa, pero deja entrever en sus clases sus ideas futuristas.

Pollack tiene un intelecto muy avanzado; en ocasiones deja salir su pensamiento y sus ideas, de hecho él sabe que somos homosexuales y no nos juzga por eso. Dice cosas en la clase que dan a entender que ser homosexual es simplemente una conducta mas del ser humano y que debe ser respetada ésta conducta y decisión de tomar ésta orientación sexual.

También nos platica, como hacer feliz a una mujer, habla de sexo con nosotros, pues somos todos hombres; es muy inteligente y con un pensamiento universal de las cosas.

Tenemos todos uniforme, somos internos en la escuela, tenemos un corbatón de moño verde, zapatos negros, calcetines hasta la rodilla negros con unos rombos verdes, pantalón corto, abajo de la rodilla, con unos botones a los lados, el pantalón es de lana y el de diario es color café, pero los pantalones de gala son negros; usamos tirantes en los pantalones, una camisa blanca y chaqueta a juego con el pantalón.

La chaqueta de gala tiene algo en la manga del brazo derecho, es un listón que nos distingue como alumnos de primer grado internos. Tenemos entre 17 y 18 años de edad.

A Mr. Pollack no le gusta vernos uniformados, él dice esto acerca de los uniformes:

"Al diablo la sociedad, al diablo las instituciones, no creo en el protocolo de la vestimenta, me gusta la igualdad"!.

Nota:

Me reconocí inmediatamente en todo lo que estaba diciendo Janny, además lo confirmo con esas palabras, esa soy yo, sigo pensando igual. Vestirse bien es algo bonito para mostrarte al mundo, pero eso no significa que seas mejor o peor que alguien.

Sí… eres muy futurista para la época, Mary Luz.

Yo (Mary Luz) pregunto, era Joe disciplinado?

Janny dice: no, él hacia lo que quería porque su ego lo hacía pensar que su brillantez lo protegía y creía que nadie tenía autoridad sobre él ni podía controlarlo.

Por pensar así se metía en problemas con Pollack.

En una ocasión Joe me dice: tienes que arreglarme la situación con Pollack, Joe esta como asustado y me agarra de los hombros me sacude y me dice: me oyes vieja marica! arréglame el asunto con Pollack, tienes que resolverme el asunto con Pollack!

Joe y yo éramos muy amigos. Mr. Pollack me preguntaba que por qué me caía bien el enfadoso del Joe.

Mr. Pollack le carga mucho la mano a Joe, porque Joe es prepotente.

Pollack nos hacia quitar el corbatón en su clase en señal de humildad, Joe no se quita el corbatón, a Mr. Pollack le molesta la creencia de Joe de que las clases sociales son importantes; Pollack lo amedrenta en la clase para no cooperar con su ego.

Joe se la pasa inventándole sobrenombres a Pollak y me dice que me la llevo bien con Mr. Pollack por que como yo soy inferior intelectualmente comparado con Pollack por eso le caigo bien, porque Pollack no me ve como su contrincante.

Yo finjo que le creo ese razonamiento, yo sé que Pollack me ve como un estudiante promedio, no brillante, pero la verdad es que yo si entiendo la actitud de Pollack hacia Joe, ya que Pollack trata a Joe de esa forma como un intento de corregirle su conducta llena de ego.

Pollack está definitivamente decidido a no contribuir con el ego de Joe.

Joe está convencido de que su intelecto es superior, es arrogante, maltrata al que puede.

En una ocasión estoy yo agarrando unas frutillas y como soy regordete, Joe me dice: hey gordo!, dame de eso, si gordo comparte, se ríe de mi... y los otros compañeros le siguen la burla; yo lo tolero y le tengo paciencia porque somos amigos, pero Joe no es muy querido en el medio, muchas veces está metido en problemas por pesado y por su conducta con Pollack, y me pide que lo ayude a salir de los problemas en que se mete.

En verdad Joe secretamente respeta a Pollack, solo que se siente incapaz de dialogar con él, pues tiene miedo de que lo descubra que no es tan brillante como dice ser y se la pasa hablando a

MARY LUZ BERMÚDEZ

espaldas de Mr. Pollack diciendo que Pollack es tonto, que él no reconoce su brillantez.

Pero en realidad lo que pasa es que a Pollack no lo puede engañar, él si lo descubre tal y como es, además Joe cae gordo a todo el mundo y Pollack hace justicia a todo lo que nos hace.

Joe por su parte sentía que tu no le reconocías nada, se llevaban muy mal, realmente había mucho pique entre los dos.

Yo (Mary Luz) intrigada en saber más de mi como Pollack le pregunto más de la vida de Pollack, a lo cual Janny me contesta:

No sé mucho, puesto que eres mi maestro, para mi eres una figura de respeto y muy respetado en la universidad, así que no pasaba yo los limites; tu guardas tu distancia, eres amable, sencillo, relajado, pero no intimas, no te mezclas con tus alumnos.

Jamás fuimos amigos yo siempre te vi como mi maestro nunca como mi igual. Ahora entiendo porque me es tan difícil verte como mi igual Mary Luz, aunque tú eres muy amistosa conmigo, me cuesta mucho verte como mi igual, siento esa distancia.

Sé que eres casado y tenias un solo hijo pues decías que ya la Tierra estaba sobre poblada que para que tener más hijos,

Viajas mucho por Europa, Francia, España, eres aficionado al arte, llevas una vida apacible, viajas mucho dentro de Europa para ver el ballet, opera, música de orquesta y todo lo que sea arte. Eres de clase media acomodada, tu sueldo de profesor te da para vivir acomodadamente. Te la pasas en los cafés de la ciudad donde te reúnes con intelectuales.

Aborreces USA, dices que los Americanos no trabajan como seres humanos, sino como bestias, porque tienen afán de riqueza, que todo es acero y muy poco de naturaleza. Eres Inglés pero te rehúsas a hablar Inglés y prefieres hablar Francés, ya que ves a la corona Inglesa como un estilo de vida frio e hipócrita, te sientes más identificado con el liberalismo Francés.

Nota:

Debo reconocer que en mi juventud en esta vida me negaba a aprender inglés y hasta pagaba por las traducciones de las investigaciones que llegaban de conductismo de USA, de hecho nunca me imagine viviendo en USA.

Ahora después de casi 18 años en USA les digo con honestidad, que hay muchas cosas que admiro y que tengo que agradecer de esta tierra y de su gente, hay cosas que no me gustan y con las que no estoy de acuerdo, pero yo tomo lo que me ayuda a ser mejor y a evolucionar, respeto y si puedo aporto a hacer cambios a lo que no me gusta, además reconozco que debo apreciar las oportunidades que esta gran nación me ofrece. Gracias!

Continuemos con Janny:

Joe y yo nunca nos graduamos, yo porque mantenía distraído con mis parejas sexuales, tengo muchas parejas sexuales, tengo subes y bajas amorosos.

Nunca tuve problemas de dinero, una tía abuela me dejo una herencia al fallecer, me compre una buena casa, pequeña, tipo victoriano en Amsterdam y tengo dinero, no tengo necesidad de trabajar, así que no me urgía conseguir fortuna.

Además estoy decepcionado de la Psicología, ya que estuve trabajando un tiempo en trabajo social y escuchando los problemas de la gente logré entender que es mas lo que ellos me ayudan a mí, que lo que la psicología hace por ellos, no me veo practicando Psicología particularmente.

Joe y yo seguimos siendo amigos después de la escuela pero él me evita, porque no había sido exitoso como se esperaba, no brilló, como se supone que debió haber brillado.

Se dedico primero a las empresas de iniciativa privada, pero no le resulto. Tuvo una etapa de su vida donde fue tendero... yo solo observo como el ego de Joe lo traicionó, ya que era muy inteligente y los que lo conocimos y él mismo, esperaban mucho de él.

Joe socialmente se decide por las mujeres, pero no se queda con ninguna, porque siente que no hay mujer que lo merezca, no era tampoco muy querido por su gran ego... pero yo así lo quiero.

Ahora tengo 50 años, me estoy embriagando, solo sin pareja, nunca tuve una pareja estable.

Me encuentro con Pollack en los cafés reuniéndose con sus amigos intelectuales, él me saluda amablemente. Pollack está más anciano, yo estoy mucho mas afeminado que antes, mas desinhibido.

Pollack me pregunta por Joe, yo le cuento que se fue a Londres, pues él quería ser inglés, Pollack sarcásticamente dice: y que hace ahora, es ministro? yo no le digo nada. Pollack también tenía su ego. Nos despedimos y Pollack me da un consejo, me dice: Vincent deja de ser tan amanerado, yo no le contesto nada.

Yo (Mary Luz) le doy una instrucción para que se adelante en el tiempo…

Mr. Pollack sigue frecuentando los cafés reuniéndose con sus amigos, ya tiene 85 años, cada vez se le ve menos, sus achaques de salud le impiden salir como antes.

Recibió reconocimientos por su trabajo, pero nunca hablaba de ellos, él era, el venerable profesor Pollack.

Ahora estoy en el funeral de Pollack, asisto con mucho respeto al funeral de mi maestro, murió de una complicación después de una caída de uno de los primeros vehículos motorizados.

Yo (Mary Luz) le pido que se adelante en el tiempo, al último día de su vida como Vincent.

Janny dice:

Veo como me están sepultando en Holanda, morí de un problema hepático, veo a 3 de mis amantes asistiendo a mi funeral, nunca me quede con ninguno. Uno de ellos me cuido al final pero por compasión no por amor, viví mucha soledad, nunca me sentí amado, pero fue una buena vida, avance espiritualmente.

Aprendí en esa vida como Vincent lo siguiente:

El escuchaba los pesares de las otras personas y por eso mismo minimizaba sus propios problemas, eso lo ayudo a ser mejor persona.

Esta vida me ayudo a tener crecimiento espiritual.

UN PLANETA CON UN NOMBRE MUY PARTICULAR

El nombre de la protagonista de este capítulo se ha cambiado para proteger su identidad, le he puesto Adriana pero en realidad es alguien muy cercano a mí que Janny conoce.

Janny bajo un profundo trance dice:

Adriana es de otro planeta Mary Luz, tiene pocas reencarnaciones acá en la Tierra, ha habido algunas ocasiones que se interrumpen sus visitas acá porque no siempre apetece venir a la Tierra.

Ella tiene una sensación de superioridad sobre el género humano, nos ve imperfectos, débiles, desesperados. Sin embargo, sabe que es parte de su tarea venir acá para evolucionar y lo hace a regañadientes. Además la han mandado a mundos más atrasados de lo que es el género humano, por su falta de tolerancia pues necesita aprender la virtud de la tolerancia y por eso la mandan a esas misiones, aunque ha estado en esos mundos como visitante, no como encarnada.

Adriana es de un planeta que no pertenece al sistema solar y no rota igual que todos los planetas, es fijo en dirección al sol y hay una línea de planetas más pequeños apuntando directamente al sol en forma de cono. El camino de planetas impide que la luz solar llegue al planeta de Adriana, allá hay oscuridad aparente, ya que consiguen iluminar al planeta con unas piedra que tienen que dan luz, es una dimensión como la de la Tierra y sus habitantes tienen cuerpos físicos o densos como los de nosotros.

Yo (Mary Luz) digo wow!.... para que la gente crea esto va a estar difícil, como se llama el que nos está dando esta información?

Janny: Mary Luz, el que nos está ayudando se llama con una serie de sonidos, dice que para que entendamos su nombre no lo va a poner así:

...-

y contesta a tu comentario de que va a estar difícil que crean que existe vida en otros planetas lo siguiente:

El problema de los seres humanos es: el no consentir que hay otras formas de vida de la que están acostumbrados en el planeta Tierra, ni tampoco pueden entender que la vida no se genera de la misma manera.

Mary Luz: si estoy de acuerdo, de hecho ya hablamos con habitantes extraterrestres, solo que no dejo de sorprenderme. Cómo se llama ese planeta?

Janny: dice que su planeta se llama:

TRES MILLONES CUATROCIENTOS CINCUENTA MIL PUNTOS, TRESCIENTOS TRES GUIONES.

También pueden ser 10 millones de punticos, reducidos a segundo y medio.

Nos comenta ...- que ellos no son más avanzados que nosotros, su forma más efectiva de comunicación y su sistema está basado en la forma más primitiva que se usó en la Tierra, el sistema binario, que es como están hechas las computadoras.

Repito ellos no son más avanzados que nosotros Mary Luz.

Se comunican verbalmente, se ven humanoides, además hay esclavitud en su planeta. Hay una especie que está entre humano y animal, muy parecida a los simios, pero no son humanos y son esclavos de los habitantes de este planeta.

Adriana nos identifica a los humanos con esta especie que tienen esclavizada, por eso nos desprecia, nos relaciona con una especie inferior, siempre que le toca venir a la Tierra dice: "porque me toca ir con esos simios"?

Hitler vino de este planeta, por eso su tendencia o creencia a vernos débiles e imperfectos.

Mary Luz: y es que ellos son perfectos? porque tanto énfasis en la perfección?

Janny: hay ciertas cosas que están erradicadas allá, dice que no hay tanta variedad de imperfecciones genéticas como acá en la Tierra.

Mary Luz: cuál es el nombre de Adriana allá?

Janny:

...- dice que Adriana se llama ---

Dice que en realidad es un nombre muy largo pero que se puede abreviar como 3 guiones.

No hay luz en ese planeta, todo el tiempo es de noche, o mejor dicho esta oscuro todo el tiempo, es como una sombra.

Este planeta es extremadamente importante, porque manda un punto y una dirección especifica en el cosmos y con los planetas alineados, es como tener brazos extendidos al sol.

Tienen cuerpo físico de carne como nosotros, cabello, ojos y se reproducen como los seres humanos, hay machos y hembras.

Las hembras tienen senos como las mujeres y amamantan al crio. Los machos tienen pene y las hembras tienen vagina y son 9 meses de gestación como los humanos, no nacen vaginalmente como los humanos, él dice que eso que tu mencionas, parto vaginal, es obsoleto, todos nacen por cesaría, nada que cause dolor, sufrimiento o stress.

El dice que ellos son como primos hermanos de los Terrícolas, solo que vivimos en casas distintas, lo cual nos hace tener costumbres distintas adaptadas al entorno.

...- dice que hay millones de planetas parecidos al de la Tierra, no todos los que están fuera de la Tierra son cabezones grisáceos y con 4 manos o con membranas para reproducirse.

Dice que deberíamos conocernos. Lo que sucede en micro, sucede en macro, así como las diferencias en costumbres, como se ve la gente, países, culturas, razas, etc. Así mismo sucede en el universo.

Nota:

Pensé sin decir nada: imagínense, si nos cuesta aceptarnos porque somos de diferentes países, razas, culturas, orientaciones etc. Y hasta hay peleas por que son de diferentes equipos de football, siendo todos de una misma especie, cuanto le va a costar a la gente aceptar que existen otras formas de vida? en serio que estamos atrasaditos, lo veo muy difícil y lejano.

Continuemos:

Tienen más experiencia o necesidad sexual que emocional, son muy sexuales, pero muy alejados emocionalmente.

Se enganchan mas en lo intelectual y en lo sexual, por eso evolucionar en su planeta no es tan propio como evolucionar en la Tierra.

Mary Luz: cómo así que no es tan propio?

Janny: dice ...- por que donde se desarrollan las emociones y se muestra llorando Mary Luz, hace como si estuviera llorando, es en la Tierra, dice que somos muy emocionales.

Adriana es muy emocional en esta reencarnación como humana, precisamente por eso, porque apenas está descubriendo las emociones, las está descubriendo y disfrutando.

Nota:

Tengo que hacer un paréntesis aquí: debo confirmar que sí, Adriana es muy cercana a mí y vaya si es emocional, yo siempre le he dicho que es una emoción andando y toda una reina del drama y yo para su parecer me dice, que soy una maquina sin emoción. Además todo lo que estaba describiendo de la personalidad de ellos, coincide perfectamente con características de la personalidad de Adriana y coincide aún más con la información que nos da más adelante.

Le comente a janny que si que Adriana es muy emocional, a lo cual Janny me contesto:

Janny: es que tú has pasado más tiempo en la Tierra Mary Luz, por eso controlas mas la emoción, por eso debes de entenderla.

Mary Luz: sí, definitivamente ahora la entiendo mas, de verdad que hay que tener mucho cuidado con no enjuiciar, ahora hacían sentido muchas cosas.

Mary Luz: que comen?

Janny: nuestro colaborador nos dice que comen, gases y pequeños frutos y microorganismos de sus mantos acuíferos, pequeñas larvas, todavía más pequeñas que los insectos.

Mary Luz: cocinan?

Janny: él dice que cocinar es algo muy humano, que a muchos les gusta reencarnar como terrícolas, porque en la Tierra la pasan súper bien, hay mucha rienda suelta a experimentar con los sentidos, mucho gozo, en su planeta no tienen eso.

Dice que hay pocos planetas como la Tierra con tanto placer para los sentidos, por eso es peleado venir a evolucionar a la Tierra pues es un planeta amado por las almas.

Mary Luz: vaya ya era hora que nos echaran un piropo! porque hay otros que nos llaman chatarra cósmica, nos desprecian y hasta se burlan de nosotros, no cabe duda que la percepción depende de los ojos que miran.

Y usan ropa?

Janny: el dice que si se visten, pero no tienen desarrollado el sentido de la moda, son trajes sencillos pegados como de buzos de diferentes colores pero más holgados. No usan nada más.

Tampoco tienen desarrolladas las artes; no hay música, ni baile, ni actuación, ni canto… nada de arte.

Mary Luz: transporte?

Janny: se transportan en trenes eléctricos por magnetos.

Mary Luz: tecnología avanzada?

Janny: no, él dice que están a la par con la Tierra.

Mary Luz: tienen animales de diferentes especies y plantas?

Janny: dice que no.

Mary Luz: cuál es su desarrollo social?

Janny: socialmente están más atrasados, pues ellos esclavizan al ser que está en medio del humano y el simio, los ponen a producir energía para que puedan iluminar al planeta, ya que no hay luz, la luminosidad la sacan de unas piedras.

Tienen que escarbar en la tierra para encontrar estas piedras que tienen que mantener limpias estos esclavos, para que puedan iluminar el entorno.

Estas piedras son como una especie de cuarzo, las tienen que estar limpiando porque si no las limpian se llenan de una especie de hollín y se van opacando, entonces para que los lugares se mantengan iluminados; los esclavos tienen que estarlas limpiando, hay de estas piedras por todo el planeta localizadas en puntos claves y específicos para producir luz.

El planeta por si mismo produce luz, a diferencia de la Tierra que tiene que ser iluminado por el sol.

...- nos da un ejemplo: en la Tierra escarbas y te encuentras con una piedra volcánica, en mi planeta escarbas y te encuentras con una piedra luminosa, tenemos luz propia.

Mary Luz: cuéntame más de los esclavos.

Janny: él dice que por las condiciones planetarias las piedras se llenan fácilmente de hollín, así que tienen que mantener a estos esclavos trabajando continuamente limpiándolas. Trabajan sin ninguna remuneración.

Mary Luz: y nunca se han rebelado contra la esclavitud?

Janny: él dice que no, porque su coeficiente intelectual es tan bajo que no se dan ni por enterados que están siendo esclavizados.

Los esclavos se reproducen sexualmente, pero les damos narcóticos para inhibir su apetito sexual, para controlar su crecimiento poblacional, sino lo hiciéramos se reproducirían como plagas, ellos se llaman: dos rallas como en forma de V acostada apoyada sobre su lado derecho. Estas rayas significan exactamente el esquema que direcciona el planeta al sol, parece que ellos son traídos de uno de los planetas que direcciona al sol.

Mary Luz: como es la vivienda?

Janny: él dice que abren unos huecos en la pared, como una especie de hoyos o agujeros sobre la estructura densa del planeta, como cuando abren un hoyo en una mina en la pared y entran en la tierra profunda, hay espacios muy amplios y sobre las paredes están las viviendas. En cada puerta hay una familia.

Mary Luz: vaya que primitivo!

Janny: él te corrige Mary Luz, no es primitivo, es simplemente otro estilo diferente al de la Tierra, no todo tiene que ser como en la Tierra.

Mary Luz: si tienes razón, perdón. Estudian y trabajan como en la Tierra?

Janny:

...- dice que se la pasan trabajando y estudiando, que tienen escuelas y son muy intelectuales, no hay la variedad de entretenimiento como en la Tierra.

No hay artes desarrolladas de ningún tipo, no existe la gastronomía, prácticamente se la pasan estudiando y trabajando todo el tiempo.

Comparten con sus familias pero no hay el lazo de unión que hay con la familia, ni con la pareja como la tenemos los seres humanos, porque ellos no son emocionales.

Hay zonas del planeta donde parece haber más alegría, anarquía y extravagancia; sin embargo comparado con la Tierra este planeta es más aburrido, la Tierra es mucho más divertido como escuela porque se usan todos los sentidos.

No se casan, son mas despreocupados, conoces a alguien aprendes de ese alguien y desechas la relación, es como se basan las relaciones entre ellos; sí tienes familia, pero no hay apegos, cuando ya no tienes nada más que aprender, simplemente te vas.

En las casas se vive con madre, padre, hijos y abuelos si los hay, si hay amor, pero no el romance ni el apego que vive el humano, ni mucho menos el drama del humano.

Simplemente ven a la familia como una forma de evolucionar pero no se enganchan en los sentimientos como los humanos.

Mary Luz: mueren como los humanos? o mejor dicho desencarnan como los humanos?

Janny: dice que sí, que mueren de enfermedades como los humanos, tienen centros de atención medica. Antes de morir te muestran una ventana al universo real, es como si hubiera un ángulo donde pudieras ver al vacio, en la Tierra no existe eso.

Es un planeta mucho más grande que la Tierra.

Mary Luz: hay diferentes profesiones como en la Tierra?

Janny: dice que hay diferentes oficios, pero que a diferencia de la Tierra, desde niño te imponen la profesión porque es más seguro para el equilibrio de la economía, pero admite que es más frustrante. Además comenta que son muy buenos para la física y muy cultos.

Mary Luz: tienen conductas sexuales parecidas a los humanos?

Janny: dice que hay pedófilos, violadores y homosexuales.

Mary Luz: tienen asesinos?

Janny: Mary Luz ...- se ha sorprendido con la pregunta, dice que allá no tienen asesinos pues eso es de los humanos, pues los humanos son tremendamente viscerales.

Dice que lo que si existe allí es mucha envidia, odian ser tremendamente iguales, como los ha puesto el sistema, solamente hay dos opciones, eres esclavo o visitante superior, ellos también piensan que no son de ese planeta que son inmigrantes.

Creen en Dios pero no hay religiones y tienen mucho deseo por saber de su alma.

...- dice que hay terrícolas que saben de la existencia de ellos, pero no lo dicen porque consideran que la humanidad no lo debe saber. Si los Terrícolas supieran más de lo que el gobierno puede controlar, la gente exigiría más a sus gobernantes, habrían muchas preguntas y temen que se forme el caos, entre más información tenga la población más exigencias va a hacer la población y ellos se verían débiles ante esto. Al gobierno no le conviene que la gente sepa tanto para controlarlos mejor.

EL ADVERSARIO ATACA

Luego de terminar una muy productiva sesión con Janny hablando con ... - estuvimos charlando un rato muy animadamente. Nos reímos mucho, cosa que no se nos dificulta para nada, pues las dos somos muy risueñas y dispuestas siempre a ponerle sentido del humor a todo lo que se pueda.

Luego de un rato muy divertido, decidimos que íbamos a intentar averiguar algo mas, utilizando el maravilloso poder de Janny de viajar a través de dimensiones, ella dijo literalmente:

Pues averígüemelo, vamos a intentarlo Mary Luz.

Yo estaba apenas empezando mi inducción hipnótica, cuando Janny me interrumpió sin darme oportunidad de seguir, e inmediatamente, dijo:

Mary Luz hay alguien aquí.

Yo sorprendida de la rapidez con la que Janny había hecho conexión le dije: quien está aquí? convencida de que era un ser de luz. Janny había hecho anteriormente conexiones muy rápidas, pero esta vez fue sencillamente inmediata, sin oportunidad de nada.

Janny: es una viejita.

Mary Luz: como se ve, descríbemela.

Janny: es una anciana, pero la veo rara.

Mary Luz: puedes ser mas especifica, que quieres decir con rara?

Janny dio un brinco en la silla y gritó, Mary Luz no es un ser de luz! e inmediatamente cambio su aspecto facial de estar asustada a una cara muy seria y con una voz muy gruesa completamente diferente a la de ella…. y dijo: no soy Janny! Inmediatamente la tome de la mano derecha y le dije: Janny dime exactamente qué está pasando, me levante de un salto de la silla con un fuerte impulso a ir a prender la luz principal de la oficina, ya que eran como las 10 pm y estábamos solo alumbradas por una pequeña luz de una lámpara, pero a la vez sentía que no debía soltar a Janny, en fracción de segundos evalué la situación y decidí quedarme agarrada de la mano de Janny, cualquiera que fuera lo que ella estaba enfrentando debía yo hacerlo con ella.

Janny muy agitada haciendo un esfuerzo por mantenerse calmada, pero visiblemente alterada me dijo: Joel esta aquí y han llegado otros guardias vestidos de azul están rodeándonos alrededor, Joel me está dando instrucciones de que me saques del trance y acabemos la sesión y nos vayamos, me regaña y me dice que no podemos ser tan aceleradas, que no puedo meterme sin protección, ya que el adversario es oportunista y muy trabajador, los oscuros están siempre listos a atacar.

Le di instrucciones a Janny para sacarla del trance e inmediatamente nos preparamos para salir, los siguientes minutos fueron muy difíciles ya que se sentía en la oficina una fuerza extraña. Yo no le decía nada a Janny, ni ella me decía nada de lo que veía, pero yo podía ver la cara de Janny muy asustada mirando por todos lados y diciéndome vámonos, vámonos.

Anteriormente ya nos habían atacado, pero esta vez evidentemente el ataque había sido más fuerte.

Salimos precipitadamente y casi corríamos por el pasillo para llegar al ascensor, yo no veía nada pero sentía en la piel una energía extraña y un fuerte impulso de moverme rápido pero no sabía porque. Janny miraba desesperadamente el ascensor esperando a que llegara, cuando se abrió la puerta del ascensor se subió atropelladamente jalándome, ella miraba a través del ascensor (ya que tiene una ventana de vidrio) hacia arriba con cara de espanto, cuando llegamos abajo me jalo y salimos apresuradamente.

Ya afuera, yo le decía que se calmara y la invite a que fuéramos por un pastel y un té o café, como un intento de aterrizarla en esta dimensión, porque ella todavía estaba aterrorizada.

Janny rechazo mi invitación y dijo: no, gracias, yo más bien me voy para mi casa. Yo insistí en que se fuera conmigo un rato, pues no quería que ella manejara en ese estado sin estar completamente segura de que iba a estar bien.

Ella finalmente acepto. Ya mas calmadas, al calor de una taza de té y una buena rebanada de pastel, me conto todo el incidente.

Mary Luz fue horrible. La mujer que vi primero se me presento como una anciana, como que quería que le tuviera confianza, luego cambio su aspecto y sus ojos eran completamente blancos, me tapo la boca y me sostuvo del brazo izquierdo de tal forma que me inmovilizaba y me imposibilitaba para hablar, yo te hablaba con mucho esfuerzo, ella mientras tanto hablaba en diferentes lenguas que yo no entendía y se abrían puertas a medida que ella hablaba llegando así mas seres oscuros.

Al mismo tiempo que sucedía esto, estaba Joel hablándome; diciéndome, aquí estoy concéntrate en mi! pero yo veía a Joel completamente distorsionado, lo veía con una cara fantasmal y su cabello blanco era exageradamente largo que lo hacía ver terrorífico.

Me era muy difícil concentrarme en Joel pero él insistía en que me concentrara en él, que viera que él era una hueste celestial, que él estaba conmigo. Sentí tu mano y eso me ayudo a mantenerme firme, fue como una corriente de energía que me sostuvo para no perder el control.

En ese mismo instante llegaron unos seres de luz vestidos de azul (luego nos enteramos por una especialista en ángeles que estos seres vestidos de azul son los celadores, que se aparecen muy rara vez, solo en condiciones extremas de emergencia).

Cuando Janny me nombro los celadores vestidos de azul, la interrumpí y le dije: antes de que me los describas yo te voy a decir lo que vi en mi mente con mis ojos abiertos y tú me dices si se ven así, o no. Janny dijo, si está bien.

Yo los vi como soldados antiguos romanos, con un vestido estilo romano, una especie de vestido entero corto hasta las rodillas, de color azul claro, como azul cielo y una banda dorada que atravesaba el pecho desde la cintura hacia uno de los hombros y un cinturón dorado, se ven así o no?

Janny contesto: sí, sí, así se veían!

Yo estaba emocionadísima, porque yo nunca veo nada! hoy era la primera vez que veía algo y coincidía con la descripción que Janny tenía de los celadores.

Janny continuo con su relato…

Los celadores abrazaron los entes oscuros y se fueron llevándoselos. Joel estuvo todo el tiempo conmigo diciéndome que él estaba ahí, que me concentrara en él, que no prestara atención al resto de cosas que veía y dándome instrucciones hasta que pude salir.

Luego de que salí del trance, yo seguía viendo y sintiendo el movimiento al rededor, por eso te presionaba para que saliéramos y cuando nos subimos al ascensor nos seguían, nos estaban persiguiendo, yo los veía desde el ascensor moviéndose arriba en el pasillo, fue espantoso Mary Luz.

Yo (Mary Luz) no vi eso, pero juro que la piel me brincaba como que sentía que debía correr.

Luego de hablar y ya más tranquilas decidimos irnos a descansar.

Al otro día sentí una sensación, de tener que hablar con Janny, para asegurarme de que la oficina estaba en condiciones para trabajar, ya que el lunes tenía varias personas citadas.

Era Domingo y tenía un poco de pena molestarla en su día de descanso, pero era una sensación muy fuerte de asegurarme de que todo estaba bien en el ambiente donde tenía mi cubículo; así que la llame.

Ella muy amablemente me contesto y estuvo muy dispuesta a dejarse hipnotizar vía telefónica, para así poder hacer contacto con Joel.

Luego de haberle dado todas las instrucciones para hacer una inducción y sesión vía telefónica procedimos a empezar la sesión, Janny rápidamente cayó en trance.

Joel nos saludo y le mostro la oficina a Janny, ella la describió de esta forma:

Las paredes se están cayendo a pedacitos, el cuarto donde guardas el archivo y los elementos de oficina está lleno de oscuridad, las cortinas están plagadas de energía oscura.

Joel me informa que allí no se puede trabajar, el ambiente energético está contaminado, la energía de dolor que deja la gente por ser un lugar de sanación, mas el ataque de ayer, ha hecho que el lugar colapse, se debe limpiar y desinfectar.

El área de la recepción está completamente limpia.

Mary Luz, Joel me informa que en la recepción puedes trabajar mientras limpias tu oficina, él me va a dar las instrucciones como limpiarla.

1. Mover todos los muebles, como si te fueras a mudar, sacarlos y luego entrarlos otra vez, para que la energía se limpie con el movimiento.

2. Pintar las paredes de blanco puro.

3. Necesitas algo azul para protección en tu oficina, tú tienes protección mental, pero ocupas protección de color azul.

4. El símbolo que corresponde a tu oficina como parte de protección es: el búho, ya que simboliza la sabiduría.

5. Dile a Clarita que te ayude con Feng-shui.

6. Reúnanse las 4, Mary Luz, Clara, Claudia y Janny, juntas pueden limpiar la energía del lugar.

7. Utilicen velas como protección.

8. La oficina debe estar un mínimo de 1 semana, en cuarentena hasta que haya sido desinfectada.

La oficina estuvo en cuarentena por 4 semanas, hasta que se finalizo la limpieza pues el ataque había sido fuerte.

Me habían declarado la guerra, pues literalmente es una lucha de dos bandos, de la luz contra la oscuridad y viceversa.

Utilizo la palabra guerra en sentido figurado, no en el sentido bélico, pues la connotación de la guerra es muy oscura; yo tengo muy claro que la única forma de combatir la oscuridad es con luz, así que no los veo como mis enemigos, simplemente estamos en bandos contrarios, somos adversarios.

Las siguientes semanas después del ataque, fueron bastante difíciles, tuve que trabajar en la recepción de mi oficina mientras se hacían todos los arreglos que se habían indicado, pero eso fue lo de menos, puesto que me empezaron a atacar psíquicamente mientras dormía. Tenía pesadillas horribles, mi hijo de 10 años se levantaba en las noches asustado gritando diciendo que soñaba cosas feas.

Por otro lado, Janny estaba muy asustada y decidió desaparecer. No me llamaba, no contestaba el teléfono, no contestaba mis mensajes de texto, ignoraba mis emails.

Me evitaba a toda costa, debes en cuando me mandaba mensajitos de texto dándome disculpas que no eran nada creíbles, pues en esta era de la comunicación, eso de que no me pude comunicar contigo, no se lo cree nadie.

Así que decidí darle tiempo para que lo pensara y también me quede en silencio.

Yo ya estaba en la "guerra" y para atrás ni para tomar impulso. Pero si me iba a ir a la "guerra" con ella tenía que estar segura que podía contar con ella, como ella contaba conmigo.

Mi espíritu es naturalmente guerrero, yo me voy al piso luchando, pero tengo muy claro, que no todo el mundo tiene por qué tener el espíritu guerrero que tengo yo y se valía correr, si eso era lo que ella quería hacer, hubiera respetado su decisión de no seguir, si eso era lo que deseaba.

Yo no soy de términos medios, aunque pienso que la vida tiene muchos colores, hay cosas que solo las veo en blanco y negro y una de esas cosas es la lealtad, o eres leal o desleal, no puedes ser medio leal, punto.

Cuando me refiero a lealtad en este caso estoy hablando de lealtad a tu alma, para meterte en semejante trabajito y con tamaño enemigo que estábamos luchando, hay que ser leal al alma, a uno mismo, para así poder ser leal a la causa y al equipo.

Leal a uno mismo porque simplemente no puedes ser leal a ninguna causa, ni a otro, si no eres leal a ti mismo, este compromiso es con tu alma, por la evolución de tu alma, yo no tengo ninguna duda, ni nada que pensar.

Como bien lo dijo Janny revisando su vida como Richard, la lealtad no es una palabra, es una acción.

Además Joel nos dijo que la deslealtad es el estado natural, que en lo que uno trabaja es en la lealtad, bueno para mí esta es una buena oportunidad para trabajar en la lealtad y avanzar.

Así que luego de haber dejado pasar un tiempo prudente en silencio, más o menos como dos semanas, mentalmente me comunique con Joel y le dije:

Aquí estoy yo, sola, puedes contar conmigo; por favor díctame las palabras que debo decirle a Janny en un email, para saber a qué atenerme.

No hubo tiempo de escribir el mensaje, pues en ese mismo instante sonó el teléfono, era Janny, duramos como dos horas hablando y llegamos a la conclusión que seguíamos adelante juntas.

La siguiente frase resume muy bien lo que sucedió después.

Todo lo que necesito saber me es revelado, todo lo que necesito llega a mí. (Louise Hay)

Una semana antes del ataque había llegado a mi oficina una persona muy interesante, especialista en piedras semipreciosas y en el poder de sanación que tienen. Ella regreso nuevamente a la oficina mientras yo trabajaba en la recepción, sin saber lo que había ocurrido me ilustro sobre el poder sanador de las piedras, pues yo no tenía ni idea del asunto, me mostré muy interesada en el tema pues me pareció un tema fascinante.

Ella generosamente no solo compartió su conocimiento conmigo sino que además hasta me regalo un libro, yo no le dije nada de lo que había sucedido, simplemente le dije que estaban remodelando la oficina, pero ella por intuición según me dijo después, me proveyó con un par de piedras muy poderosas para nuestra protección, esta piedra se llama turmalina negra, es fantástica te protege de ataques psíquicos.

Además nos reunimos Claudia, Clara, Janny y yo en la recepción para empezar la limpieza de energía de la oficina, siguiendo las instrucciones de Joel.

EL DEPARTAMENTO DE LOS PLANES DE VIDA

Janny cae en un profundo trance. En su mano derecha tiene un cuarzo blanco que yo le había regalado en la sesión que habíamos tenido las 4, Claudia, Clara, Janny y yo, para poder hacer la limpieza de la oficina. Ella en estado hipnótico jugueteaba con su cuarzo, lo tenía en su mano derecha y le daba vueltas de un lado para otro, mientras hacía esto, me informa que Joel está presente.

Janny: Joel esta callado hoy, está jugando con las velas, se mueve de un lado para otro, como que no quiere hablar.

Nota:

Una vez que entras al mundo de los ángeles descubres que en verdad son hermanos mayores y como hermanos mayores no solamente te guían sino que también te reprenden. Pero los ángeles te reprenden muy amorosamente, lo cual no quiere decir que no te estén reprendiendo. La esencia de Joel es muy fuerte, con él no hay dudas, así que yo interprete su silencio como una forma de hacernos entender que estábamos fallando.

Más adelante en otra ocasión reprende a Janny y también a mí.

Me imagino que no debe ser nada fácil siendo un ángel con un grado de evolución muchísimo más avanzado que el de nosotras trabajar con seres humanos, se debe requerir de mucho amor para bajarse a nuestro nivel, definitivamente se debe ser un ángel.

Continuemos, Janny dice:

Joel me dice que la piedra que tengo en la mano tiene alma, que si le pido que hable, me cuenta de donde viene.

Yo(Mary Luz) le dije wow! por favor pregúntale!

Janny dice: si, ya le pregunte, la piedra dice que es de origen mesozoico y que no siempre ha estado tan interna en las entrañas de la tierra, que hubo tiempos en los que estuvo expuesta y en su memoria hay imágenes de insectos, animales y humanos caminando por sus veredas en un lugar de Australia.

Comenta, que los seres humanos poco analizamos la procedencia de las piedras y de las cosas, si los seres humanos lo hicieran, se maravillarían de lo que han vivido, de lo que han presenciado y en donde han estado.

La piedra me informa que ellas tienen resonancias vibratorias, como vibraciones sonoras.

Al preguntarle cuando deja de ser piedra para llegar al otro peldaño de evolución, la piedra me contesta que es un proceso muy largo, el más largo que existe. Para llegar al siguiente peldaño es tan largo que es casi toda una eternidad.

Dice que quienes las comprenden plenamente son los elementos, ellos si saben plenamente lo que es un mineral.

Mary Luz: que es un mineral?

La piedra dice que los minerales son: ondas de resonancia sonora, sirven para sanación virtual, me da un ejemplo que lo explica: es como cuando te untan una hierba en una herida, esto es un tipo de sanación de contacto, pero con la piedra es un tipo de sanación vibratoria sonora.

La energía, las resonancias, las ondas que emiten las piedras, corrigen la actividad energética de las células evitando así que se sigan malformado.

Para sanar con piedras es un procedimiento muy fácil, es pedirle a la piedra que nos cure la parte afectada.

La piedra nos dice que estas son las palabras que se deben usar:

Piedra tu con tu poder ayuda a la frecuencia vibratoria de mi pierna, brazo, corazón, mente, etc. para que pronto sane.

O sea que simplemente se nombra la parte afectada y se le pide que le ayude a sanar.

Ejemplo si es mi pierna:

Piedra tu con tu poder ayuda a la frecuencia vibratoria de mi pierna para que pronto sane.

Las piedras con sus diferentes colores, tienen frecuencias vibratorias diferentes, que sanan las diferentes áreas del cuerpo, pero la piedra blanca sirve para todo.

Janny se queda en silencio, yo le pregunto qué pasa Janny?

Janny contesta: Joel me ha puesto su mano en los ojos, me dice descansa que vas a tener mucho trabajo.

Ahora me lleva a un lugar muy chistoso, ya que entro por una puerta y salgo al mismo lugar de donde entre y luego entro por otra puerta y vuelvo a salir al mismo lugar donde estaba nuevamente.

Hay no entiendo Mary Luz! por la puerta que entre vuelvo y salgo al mismo lugar de donde entre, no voy a ningún otro lugar.

Ahí voy otra vez!

No, no funciona, sigo llegando al mismo lugar de donde entre.

Janny hace silencio….luego dice:

oooh ya entendí! si lo hago en sentido contrario si funciona y me lleva a otro lugar, pero si lo hacía como al principio, solo daba vueltas en círculo, ahora cuando entre por donde salía me llevó a un lugar diferente.

Mary Luz, he llegado a un lugar donde hay muchas personas, como unos cien hombres o más. Están muy ocupados leyendo pergaminos, casi ni se percatan de mi presencia de lo ocupados que están...

Ahora ya vi que también hay mujeres, pero hay más hombres que mujeres.

Están muy ocupados dialogando entre ellos, trabajando, analizando, me dieron la bienvenida entre comillas, porque la verdad, están tan ocupados que no son muy efusivos.

Están analizando el presente, el pasado y el futuro de la Tierra. Todos visten túnicas como griegas o romanas, parece como si estuviera con los Dioses del Olimpo Mary Luz, tienen también facciones griegas y ropas griegas...

Ya sé quiénes son!

Son las almas de esencias humanas que ayudan a las huestes cósmicas y celestiales de la humanidad, ellos han sido humanos y ahora son eruditos del tiempo y también son eruditos de la ciencia.

Nadie se dirige a mí, yo observo alrededor pero nadie me habla, pero me están mirando, ya se percataron de que estoy aquí.

Viene una dama que se ofrece a ayudarme, me pregunta como llegue aquí, piensa que soy una alma desencarnada, yo le digo que no, dice que está sorprendida por que no es fácil llegar aquí.

Yo (Mary Luz) le doy instrucciones de que le explique qué Joel la llevo.

Luego de que Janny le explica como llego, Janny me informa que la dama dice:

Oh si ya veo, es que estoy sorprendida de como llegaste acá, te voy a ayudar pero siento mucho que no voy a poder darte mucha información porque no está permitido.

Janny le pregunta si esto es una antesala de los libros akáshicos, la dama le dice que no.

Mary Luz: por favor Janny descríbeme el lugar:

Janny: es una construcción Griega, completamente blanca, con pilares o columnas, no tiene nada mas en especial es un espacio grande blanco. La gente trabaja en grupos nadie trabaja solo y discuten entre ellos asuntos que leen en unos pergaminos, otros escriben, otros van y buscan pergaminos faltantes.

La dama me dice que todos los que están ahí son almas desencarnadas, voluntarias para trabajar aquí; han sido humanos anteriormente.

Un silencio… luego Janny dice:

Oh ya voy entendiendo! es otro trabajo más que hacemos cuando estamos desencarnados, si no estamos encarnados también podemos seguir trabajando aquí arriba, como yo que he trabajado anteriormente recibiendo almas de animalitos y de humanos.

Solo que en este trabajo las almas tienen que ser mas evolucionadas, ya que los trabajos se reparten de acuerdo a la evolución o entendimiento.

Hay almas que tienen tareas sencillas y otras almas tienen tareas más complicadas. Aquí donde estoy es más complicado y hermético, no por egoísmo sino por el entendimiento de cada alma.

La dama me informa que el nombre del lugar donde estoy es:

El departamento de los planes de vida.

Aquí es donde planifican y cuidan que encajen los planes de vida; unos planes de vida con otros planes de vida y que sea todo como un perfecto reloj. Por eso están tan ocupados, unos van y buscan los pergaminos, otros los organizan para que encajen perfectamente las misiones de cada vida... de cada alma.

Ejemplo:

Una alma tiene que encontrarse con otra alma en su plan de vida, entonces la misión de la primera alma tiene que encajar perfectamente con el plan de vida de la otra alma y el reencuentro de las dos almas se tiene que dar perfectamente sincronizado, porque así lo habían planeado las dos almas.

Me dice la dama que trabajan permanentemente, que en ocasiones cuando hay demasiado trabajo, vienen refuerzos, ellos trabajan exclusivamente para la Tierra.

Me comenta la dama que cada alma hace su destino por el libre albedrio. Ellos basados en el proyecto de vida que ha hecho cada alma, hacen el mapa del alma; se aseguran que todo esté bien y que encaje perfectamente cada misión con la misión de otros, ellos son científicos eruditos del tiempo.

La dama hace énfasis en que ellos no hacen la misión, cada alma hace su propia misión con sus respectivos guías de acuerdo a lo que quiere aprender en cada vida.

Por eso la dama me pregunto si estaba encarnada o no cuando me vio, pues estaba muy sorprendida que hubiera llegado aquí.

De hecho sigue sorprendida Mary Luz, vuelvo y le explico que llegue aquí por Joel y le digo que estamos escribiendo un libro.

Janny se queda callada por un momento y luego confirma:

Si Mary Luz, son científicos, nada ocurre por casualidad en la vida de un ser humano, todo está previamente planeado.

Alcanzo a escuchar que en un plan divino de un alma le dan 3, 4 o 5 opciones para obtener el mismo resultado de un evento, pero no se pueden alterar eventos cruciales de la vida de un ser humano, de ahí en adelante hay opciones, se pueden hacer cambios pero no se puede alterar el resultado final.

Sin embargo, todo el plan divino ha sido libre albedrio puesto que el alma ha confeccionado todo su plan de vida y ha autorizado que suceda así. En realidad lo que llaman destino también es libre albedrio, puesto que nadie le impuso el destino a nadie; cada alma diseña su propio plan de vida, su propio destino.

El trabajo de estos eruditos del tiempo, es simplemente checar que todo encaje perfectamente, hacer ajustes y ponerte exactamente en la pieza exacta del rompecabezas, para que todo encaje perfecto con las misiones de otras almas.

Ya que toda vida se confecciona segundo a segundo, no nos podemos quejar de nada, puesto que todo lo que pasa en la vida de un ser humano, ha sido autorizado y aceptado previamente por nosotros mismos.

Todos los planes de vida están ligados al plan de vida de otros seres humanos, a otras historias de vida, a otras almas, a otras misiones, a otras experiencias de vida terrenal, nada es accidental.

Eso es lo que esta "gente" hace Mary Luz. Ligar a otras misiones de vida con otras vidas de otras almas. Cada misión de vida es ligada a otras misiones de vida de una forma minuciosa, para que los proyectos de cada alma salgan perfectos.

Nosotros no tenemos acceso a otros proyectos de vida, todo es confidencial, entonces por lo tanto, ellos hacen los ajustes necesarios para que todo encaje perfecto.

No existe la más mínima probabilidad de error o de accidente, todo es matemático y exacto.

Por medio del libre albedrío cuando ya se está reencarnado podemos hacer pequeños cambios pero sin alterar la misión, puesto que eso ya está pactado y planeado antes de encarnar.

Hay unas almas que se lanzan a una vida sin misión, son almas desesperadas por regresar y muy apegadas, pero estas personas tienen vidas muy sufridas, sin propósito, apáticas.

Hay muchos adictos así, tratan de llenar sus vidas con adicciones, no tienen ningún proyecto de vida celestial, ni ningún proyecto aquí en la Tierra. Lo que es arriba es abajo, lo que es abajo es arriba.

También en estos casos hay mucha gente que sin misión sienten mucha envidia, sienten que otros tienen y ellos no y en muchos casos se quieren apoderar de misiones ajenas, ya que ellos en realidad se vinieron sin misión, por su propia decisión de no hacer plan de vida.

Las almas tenemos tanto libre albedrio que podemos hacer eso, venirnos sin plan de vida, pero todo bajo consecuencias, muchas veces se agarran cualquier cuerpo y caen en cualquier familia, donde se sienten ajenas y no reconocen a nadie ni tampoco los reconocen a ellos, porque simplemente no son de su grupo de almas.

Los que aceptan estas almas y hacen de familia son almas amorosas que los reciben y en otros casos caen completamente a la deriva inesperadamente; pueden caer en familias en estados caóticos, o ni en familias sino en madres en estado caótico, ya que el estado caótico, es tierrita fértil para este tipo de semillas y tienen que aprender a amarse, aunque no se reconozcan, ya que son extraños.

Estos casos son las típicas familias donde no hay empatía de padre y/o madre a hijo y de hijo a padre y/o madre, entre hermanos etc.

También puede darse el caso de que en esas familias hay una sensación de que como que se descubren cada día, un total no reconocimiento del uno hacia el otro, o de los unos hacia el otro u otros.

Si llega un alma así a una familia caótica, es porque esa alma fue atraída por esa fuerza caótica, por ese caos que ya existe en esa familia, pues tiene que haber ese caos que ya trae el alma a donde llega.

Estas son las típicas familias donde no hay reconocimiento entre las almas, porque simplemente no se conocen previamente, no son del mismo grupo de almas.

Después de haber tenido una vida sufrida sin planeación, viene el aprendizaje. Estas almas que han pasado por vidas sin planeación por su propia decisión, aprenden a no lanzarse a la vida sin previa planeación.

Mary Luz, dice la dama que hay almas poco analíticas, poco organizadas, holgazanas, flojas, ya que hacer un proyecto de vida antes de encarnar requiere de trabajo, esfuerzo, organización y planeación, todo el tiempo nos tenemos que ganar la luz trabajando.

Hay almas que vibran en frecuencias de desorden y caos, pero los que vibran en el orden las planean, los desordenados no.

Arriba se toman clases de organización y planeación. Eliges alguna profesión o trabajo que te gusta mucho y vienes a la Tierra a perfeccionar tus habilidades. Arriba también se descansa, se socializa, al igual que se trabaja.

Los eruditos se hacen allá arriba y acá en la Tierra es la determinación del alma a ser muy aplicada y hacer la tarea.

Mary Luz tu y yo ya llevamos un buen avance, de hecho esta vida fue meticulosamente planeada. Así como estamos trabajando aquí, trabajamos allá arriba.

Tu eres un alma muy exigente, exiges el perfeccionamiento del pensamiento y de la conducta. Allá arriba tienes unos amigos que vibran igual que tú, se llevan muy bien. Tú tienes los tuyos que están a tu nivel arriba y también tienes unos amigos encarnados. Yo no soy tu amiga ni de tu grupo de almas, soy más como compañera de trabajo pues soy de otro nivel, soy un alma más relajada, solo que tú y tu grupo me adoptaron porque quiero aprender y avanzar más rápido. Yo los sigo porque quiero vibrar igual que ustedes.

Mary Luz: donde me los encuentro, cuales son mis amigos encarnados?

Janny: pídelos y llegaran a ti.

Mary Luz: la dama me podría explicar mas sobre las misiones de las almas?

Janny: la dama dice que hay muchas cosas que no pueden decir, mucha información restringida. No nos pueden decir mas hoy.

Mary Luz: existen los accidentes?

Janny: dice la dama que sí, que hay "accidentes" que son planeados y otros que no están en el plan, por ejemplo quitarle la vida a alguien que no estaba planeado se puede llamar "accidente", pero en verdad no es accidente sino una decisión.

Aclara que hay asesinatos que si, estaban planeados anteriormente y eran acuerdos entre las dos almas, pero cuando no está planeado previamente, quitarle la vida a un ser humano es muy penado.

La rabia, ira, desamor, odio o sentimientos de desamor que vivan dentro de ti, te pueden llevar a cometer asesinatos.

También añade que hay seres humanos que pueden ser influenciados por fuerzas oscuras para cometer crímenes, pero estas fuerzas oscuras son atraídas por la misma vibración de lo que ya vive en ti; es decir, para que esta fuerza oscura pueda influenciarte debe haber algo dentro de ti que la atraiga y le permita que te influencie.

También hay en algunos casos intervención divina para evitar que ocurran "accidentes" que ya son inminentes; arriba analizan el costo beneficio y deciden intervenir o no.

Si al suceder un "accidente" no planeado hay un cambio muy grande para la evolución del alma involucrada o afecta muchas almas en su evolución, entonces se interviene para que no se cambie el rumbo.

Ejemplo:

La muerte de un bebe en un carro porque la silla fallo y no lo protegió como se supone que estaba diseñada para hacerlo, esto hace que corrijan el defecto, por lo tanto permiten que ocurra el "accidente" o hay ocasiones que no son "accidentes", sino que son almas voluntarias a sacrificarse por ayudar a la humanidad.

Nos dicen que es tiempo de partir Mary Luz.

Mary Luz: si, diles que muchas gracias por su valiosa ayuda, podría la dama decirnos su nombre?

Janny: dice que se llama Lía y que la mencionemos en el libro si es posible.

Ahora dejo el salón Mary Luz, salgo por la puerta; la razón por la cual no llegaba a ningún lado cuando intentaba entrar al principio y no podía, era porque estaba yendo en forma contraria a las manecillas del reloj, en el momento en que lo hago en el sentido de las manecillas del reloj entre al lugar donde estuve.

En pocas palabras: entraba por la salida y salía por la entrada.

Mary Luz: Joel esta aquí?

Janny: si, aquí esta, pero está muy reservado hoy, no quiere hablar mucho.

Mary Luz: creo saber que le sucede a Joel, no es fácil trabajar con humanos.

Janny: Joel dice que esta desalentado, porque la humanidad va muy lenta.

Mary Luz: por favor le preguntas si esta lista la oficina para seguir trabajando allí, si ya quedo todo desinfectado?

Janny: Joel dice que esta excelente, todo quedo limpio.

Yo (Mary Luz) le hice preguntas a Joel sobre algunos casos, un poco complicados, estos detalles no se menciona por protección a la privacidad.

Pero si puedo compartir con ustedes información importante, de dos de los casos por los que pregunte. Me confirmo Joel de que se trataban de casos de posesión. La definición de posesión que Joel me dio fue la siguiente:

Posesión: Es como un virus que entra a tu sistema, el sistema inmunológico debe estar bajo para que pueda pasar; para que suceda una posesión el ambiente debe ser propicio y la persona debe haberle dado permiso consciente o inconscientemente a la entidad invasora.

CUMPLIENDO UNA PROMESA

Percibo una hermosa energía entrando por la ventana Mary Luz, es una energía color naranja, la llegada del otoño lleno de abundancia. Hay flores que salen por las paredes puedo oler la prosperidad.

Nos visita hoy un alma desencarnada, alguien de éxito, en vida ocupó este lugar, él habitó este edificio, fue contador tuvo un despacho aquí, contaba mucho dinero, tuvo mucho éxito.

Carlson es el nombre del contador; comenta que fue muy feliz en el edificio, que su negocio prosperó, esto fue en 1980; tenía justo la oficina arriba de esta oficina, exactamente un piso arriba.

Carlson comenta que en ese tiempo no habían hispanos en esta área y aunque él era mitad hispano no lo veían hablando español.

En aquel tiempo este edificio era uno de los edificios más lujosos y nuevos del área, dice que había mucha gente de negocios, me platica de lo cara que estaba la gasolina y lo cara que sigue siendo ahora.

Estuvo aquí hasta antes de que le fallara el hígado, pues la bebida le causo problemas hepáticos.

Carlson continua hablando y dice: 1980 el poderío de Reagan!.
El resto de USA nos tiene como Tejanos sin educación, pero la
verdad, somos prósperos.

Carlson pregunta que negocio tenemos, le digo que trabajas
con hipnosis y que tienes una fundación, él dice que él
llevaba contabilidades para muchos negocios y también para
fundaciones.

Esta detrás de ti Mary Luz.

Mary Luz: porque está el aquí Janny?

Janny: él está aquí porque esta apegado a los momentos de
éxito.

Mary Luz, Carlson me informa que su energía se está
desgastando que se difumina y que se tiene que ir.

Janny hace un gesto de sorpresa, levanta la cabeza
completamente asombrada, le pregunto: qué pasa Janny?

Janny me contesta: wow! vaya manera de irse! se fue al barandal
de afuera y se tiro al vacio….. desapareció.

Mary Luz, Joel esta aquí. Está parado exactamente enfrente
de la ventana, el me habla por el oído contrario al que tú me
hablas y hoy trae una espada.

Nota:

Hoy hubo regaños para Janny y para mi, o mejor
dicho llamadas de atención, ya que Joel es tan

amoroso que no quiero decir que nos regaña; pero también es muy serio su esencia es muy fuerte, yo lo entiendo perfectamente.

No entrare en detalles con lo que le dijo a Janny, nos reprendió a las dos, contare lo que me dijo a mí; esto fue lo que sucedió.

Mary Luz: salúdalo de mi parte por favor.

Janny: si, él también te saluda. Joel dice que no entiende cómo es que tu no lo escuchas cada mañana cuando él te saluda y cuando te despide en la tarde.

Mary Luz: si, no he logrado verlo y voy a poner más atención en escucharlo, por que trae una espada?

Janny: Joel dice que para cortar los miedos.

Nota:

Oops! inmediatamente, me di cuenta que el asunto era conmigo, pues resulta que yo había estado refugiándome en la cama de mi hijo pequeño, porque había estado sintiendo muchos miedos en la noche, sentía presencias y como que me molestaban y no me dejaban dormir.

Además me había estado preguntando si debía poner lo del capítulo del éxodo y las cosas que se decían del gobierno, de cómo nos ocultaban información, pues por un lado me estaba metiendo en camisa de 11 varas con los que siempre han manejado y manipulado el mundo, los religiosos y los gobernantes y por otro lado quería estar segura de que es lo que se esperaba de mi.

Así que, pues de una buena vez le di frente a la situación y le dije a Joel:

Mary Luz: debo publicar en el libro toda la información acerca del éxodo, los comentarios hacia la religión y lo que nos oculta el gobierno?

Janny: Joel contesta que es tu libre albedrio si lo haces o no.

Mary Luz: yo pienso que hay que decirlo, alguien tiene que decirlo. Como la gente no dice nada, entonces simplemente los religiosos y gobernantes siguen haciendo lo que se les da la gana y seguimos en las mismas. Cómo pueden cambiar las cosas y el mundo si nadie dice nada?

Janny: Joel dice que nos estaba probando, que cuando te dijo que era tu libre albedrio nos estaba probando. Esto fue una prueba Mary Luz.

Joel confirma que hay que decirle al mundo las cosas que han sido reveladas.

Nota:

Les voy a ser honesta, no era miedo de las represalias que se tomen contra mí, era más bien como inseguridad de que era lo que se esperaba de mí, yo quería estar segura de que querían que se revelara todo.

Pues ahora ya me había quedado muy claro; créanme cuando yo entiendo cual es el trabajo que se tiene que hacer, no me lo tienen que repetir dos veces.

Luego le conté que me molestaban mucho en la noche y que sentía miedo, (ahí si era miedo) por eso me estaba yendo a la cama de mi hijo pequeño a dormir con él, le pedí que si me podía ayudar con esto.

Mary Luz: Joel, siento miedo en la noche, me puedes dar consejos de que debo hacer?

Janny: Joel contesta que tienes muchos movimientos de energía en tu casa. Luchas de energía entre oscuridad y luz entre adversarios y caballeros del bien. No hay solución, no hay nada que hacer, todas los días hay una guerra en tu casa de la luz contra la oscuridad y así seguirá siendo, te tienes que acostumbrar.

La única forma de detener esto, es que dejes de trabajar tan ferozmente como lo haces para la luz, te dice que es parte de la lucha de un guerrero.

Hay mucho movimiento en tu casa y los oscuros te ven a ti y a tu hijo como unos cobardes cuando se dejan acorralar por el miedo.

Mary Luz: yo sentí una cachetada de las peores que me pueden dar, en la cara, pues era verdad, literalmente nos acorralaban, pasaba la noche en vela abrazada a mi hijo y observando al rededor, no veía nada pero sentía el movimiento, la atmosfera pesada y mucho miedo.

La palabra cobarde, fue un golpe que me despertó! yo soy cualquier cosa menos cobarde.

Quienes han compartido conmigo en la escuela, en el trabajo o en cualquier momento de mi vida, jamás me podrán llamar cobarde, por el contrario saben que no tengo problema en ir directo y al punto cuando algo no me parece, a nivel de mi vida personal, laboral o estudiantil, siempre he enfrentado las cosas.

Por ejemplo en la parte laboral: no me importaba si fuera el gran jefe al que me tenía que dirigir, decía con respeto y la mayor asertividad posible lo que tenía que decir y asumía las consecuencias que tuviera que enfrentar.

Estar de rodillas jamás, prefiero la muerte antes que arrodillarme ante una injusticia o vivir en la esclavitud! y tener miedo es esclavizarse por decisión propia. El mensaje había sido dado y perfectamente entendido, recordé algo que yo siempre digo cuando me decían si me daba miedo algo, yo contestaba: yo estoy hecha de amor no de miedo.

Le di gracias a Joel por hablarme claro como a mí me gusta y me prometí a mi misma corregir mi conducta y siempre recordar lo siguiente:

EL MIEDO NO ES REAL, EL UNICO LUGAR DONDE EL MIEDO PUEDE EXISTIR ES EN NUESTROS PENSAMIENTOS DEL FUTURO.

Acto seguido corrí a leer lo que yo misma escribí en mi primer libro SANA en el capítulo de el miedo.

El miedo:

Es el peor enemigo de la humanidad, porque el miedo se alimenta de miedo, porque el miedo es la negación de tu ser.

El miedo es algo que solo existe por que la persona libremente decide crearlo y alimentarlo, porque si la persona decide no vivir en el miedo, el miedo tiene que morir, porque nosotros somos creadores y por lo tanto el miedo es una creación de nosotros y si nosotros decidimos no alimentar esta creación su único destino es desaparecer.

Después de leer lo que yo misma había escrito declare que no iba a crear más miedo.

A partir de esa noche me acosté en mi camita y sin correr a buscar compañía y fue como magia, volví a dormir otra vez tranquila y dulcemente.

Continuemos con la conversación con Joel:

Janny: Joel me informa que siempre tienes un grupo celestial protegiéndote, siempre estas protegida.

Mary Luz: esta Joel incluido, dentro de los que me protegen?

Janny: Joel dice que no, a él no se le ha dado esa asignación, él te ayuda a lograr la misión, no está a cargo de tu protección.

Me acorde que Joel ya me había contestado esto una vez cuando le pregunte asuntos de mi vida personal, me dijo: yo estoy a cargo de ayudarte en tu trabajo, no te puedo ayudar con tu vida personal, eso se lo tienes que preguntar a Ariel, pídele ayuda a él; también me comento en esa ocasión, que ellos son muy respetuosos del trabajo de cada uno de ellos, no intervienen en absoluto en el trabajo o asignación de otro ángel.

Janny se quedo en silencio y hacia caras como de incomodidad, yo respete su silencio y aguarde.

Después de un tiempo de espera prudente…. le dije:

Mary Luz: que pasa Janny?

Janny: nada.. que Joel me está regañando.

Mary Luz: oh, entiendo.

Janny: me dijo entre otras cosas y en pocas palabras, que esta misión yo la acepte desde allá arriba, que ahora no le vaya salir con que al fin no y me llevo a comer manzanas como para calmarme de la regañiza que me pego.

No entiendo para que me trae a un lugar tan bonito debajo de un árbol a comer manzanas si me sigue regañando.

> Nota:
>
> Yo (Mary Luz) pensé en silencio, ummm pero Janny no aguanta nada, a mi me regaño y me lo dijo todo a palo seco sin llevarme a comer manzanas y no ando chillando.

Luego de un tiempo, habiéndome asegurado que ya había terminado con Janny le comente a Joel lo siguiente:

Mary Luz: vi el otro día unas chicas muy jovencitas y bonitas en un programa de TV diciendo que ellas se prostituían para pagar sus gastos, me podrías hablar sobre la prostitución?

Janny: Joel dice literalmente esto:

Prostitución: una forma de desamor del que da el servicio y el que paga por el servicio; las dos partes vibran en esta misma energía, se atraen estas energías de desamor y se encuentran.

Para ayudar a la gente que se prostituye hay que enseñarles a pintar en su muro de la vida, la conducta de prostituirse está basada en la pereza y satisfacción espontanea. Cuando se encuentran en ciudades tan maravillosas como Houston, llena de múltiples actividades, llena de gente maravillosa, es mera pereza tener este oficio, es gratificación personal, es no querer salir de su estado de confort. En cualquier situación la prostitución no se justifica, pero teniendo tantas opciones como las que tienen en Houston, es aún peor.

Luego dijo lo siguiente:

Lo más barato del mundo es lo que se paga con dinero. (Joel)

Una buena platica, un convivir con amigos, con familia, una noche romántica, un paseo a un museo, unas horas de colaboración voluntaria, un paseo al aire libre, una celebración, observar un amanecer, un atardecer, dar o recibir, no tiene precio.

Mary Luz, cuando te encuentres con almas que tienen este tipo de conductas, recuerda que están como en kínder.

Como puedes enseñarle a leer y a escribir, si no saben pintar? enséñales primero a pintar en el muro de la vida.

Janny se queda en silencio….

Mary Luz, Joel me dice que debemos ir a otros lugares a hacer la tarea de hipnosis, para percibir otras cosas, me platica de gelatinas astrales y cosas maravillosas que podemos encontrar en otros lugares, ya que estamos rodeados de entes todo el tiempo, existe tanta actividad en el mundo de los desencarnados que no lo alcanzamos a imaginar.

Mary Luz: si así lo haremos. Por favor pregúntale a Joel si podemos hablar más hoy sobre las enfermedades mentales.

Janny: él dice que sí, pero que nos acordemos que tenemos que cumplir una promesa de volver a LA California, a ayudar a los desencarnados.

Acto seguido, Janny visiblemente angustiada dice:

Mary Luz, siento vértigo de solo pensar que voy allá, no quiero ir, me agota mucho pensar en mi última reencarnación.

No quiero ir!, me agota, me asusta, tener que ir allá.

Mary Luz: pues es tu decisión si quieres ir o no, pero acuérdate que prometimos volver.

Janny: Joel me informa que tengo que hacerlo, que es necesario, que lo que yo veo como un castigo, es en realidad una bendición.

Janny hace una mueca que denota malestar... y luego dice:

Ay no! Mary Luz, ya entre......

Estoy bajando las escaleras soy Richard, abuso de mi poder, están mis hombres golpeando a alguien.

Mary Luz: dime Janny a quien golpean?

Janny: no soy Janny la que te oye, soy Richard. Janny te escucha como si fueras un eco.

Estoy abrumado tengo que quitarle la vida a ese hombre, debo tomar la decisión de quitarle la vida a ese hombre.

Janny empieza a retorcerse en la silla... y visiblemente afectada por lo que experimenta dice:

Estamos cortándoles los dedos, nos estamos excediendo.... no puedo más Mary Luz!

Mary Luz: está bien Janny concéntrate en tu respiración, sigue mis instrucciones recuerda que la respiración es la clave para que tomes el control.

Janny: Joel me dice que soy afortunada, que continúe...

Trato de reconocer esa alma......

De pronto! Janny sube la voz y dice:

Dios ayúdame! perdóname, necesito que me perdones! estoy, estoy, cometiendo una injusticia, yo juro que no quise ser tan malo, era mi inconsciencia, perdón, perdón!!.....

Mary Luz: veo como sufre Janny y se retuerce de dolor, además de que pudiéndose salir del trance, decide valientemente continuar, entonces le digo para aliviar su mal estar: Janny no te identifiques con Richard, eso ya paso, fue solo un personaje que te toco vivir, pero ya paso, sigue adelante.

Janny: me veo los pies, mis zapatos caros, salpicados de sangre!

Mis hombres están en el baño con el hombre...

Hay Dios mío Mary Luz! no es un hombre, es una mujer! y la tortura dura horas y horas y horas..... por eso siento que no avanzo pronto, porque fue muy largo el periodo de la tortura.

Mary Luz debo decirte la verdad, me siento tremendamente culpable, la teníamos que castigar como si fuera un hombre, nos robo mercancía por eso le cortamos los dedos de las dos manos.

Joel me dice que saque poco a poco mis memorias, que cuando se revele esto en el libro, van a llegar muchas almas que estuvimos juntas a las que podremos ayudar y que se identifican con el relato, él me insiste que esto aunque es doloroso, que pueda recordar para sanar es un regalo del cielo. Así mismo, me dice que al contar todas mis memorias ayudare a que otras personas se puedan identificar con mi historia y así colaborare con ayudar a otras almas a sanar.

Janny calla por unos segundos y como tomando aliento continua:

Yo he estado en Cyrus, es un bar nocturno en Sunset Boulevard LA California, compro ropa en Bullock's es una ropa muy cara estoy escogiendo zapatos, los compro y les mando poner una goma en la suela para no hacer ruido al caminar, me gusta ser sigiloso en mi trabajo, para que nadie me escuche cuando me muevo.

Janny respira pesadamente y dice con fuerza: tengo odios en mi corazón y recuerdo cuando era niño y aun vivía en Cuba antes de venir a América.

Joel me detiene Mary Luz, me dice que ya no debo recordar más que por hoy está bien y me explica que no podía ayudar a otros sin ayudarme a mí misma, por eso tuve que pasar por esto.

Joel dice que las puertas se abren con las virtudes que uno va adquiriendo, estamos entrelazados, yo me ayudo, yo les ayudo, ellos me ayudan; las virtudes se van desarrollando de esta manera.

Yo (Mary Luz) le doy instrucciones a Janny de que se dé un abrazo así misma por haber sido tan valiente, que lo ha hecho muy bien.

Janny se abraza a sí misma y dice visiblemente emocionada:

Pido al universo que esa alma que torture, Dios me la ponga en el camino, para darle todo mi amor y generosidad en el momento en que Dios lo quiera.

Mary Luz: descansa un poco Janny, para que puedas continuar.

Luego de una corta pausa Janny continua:

Janny: Mary Luz, ya llegue, me están saludando, me dicen:

Amigo ya regresaste!

Estoy en los sótanos de Richard, apesta Mary Luz, huele asqueroso aquí.

Hay muchas almas atrapadas, desde hace 100 años andan por aquí, hay gente que deambula alcoholizada, ni siquiera se han dado cuenta que han muerto, todavía no se dan por enterados que han desencarnado.

Me ven y me piden que les dé una copita porque saben que yo soy el que abastezco…. no soy Janny Chávez, tengo el cuerpo de Richard pero la conciencia de Janny.

Por eso me piden una copita pues me ven como Richard, hay como 10 almas donde yo estoy

Mary Luz: pregúntales si quieren ir por el camino de la luz

Janny: no te escuchan Mary Luz, están alcoholizados, es igual como tratar con un borracho, no entienden, están completamente alcoholizados.

Mary Luz: insísteles, haber si te entienden.

Janny guarda silencio por un momento… luego dice:

Janny: oh si, ahí va el primero, se encamino por la luz, pero los otros no me entienden.

Mary Luz: insísteles, grítales ofreciéndoles ayuda.

Janny: allí va otro y lo siguen los otros, me oyeron, van todos, se quedo solo el lugar…. sácame de aquí Mary Luz, me da miedo estar aquí.

Janny sale de allí, pero se va a otro lugar no menos desagradable.

Janny: Ahora estoy donde vivía como Janny hace 15 años, al pie del tren y de la oficina de telégrafos, aquí hay un montón de almas en pena, todavía huelen a muerto, algunos me muestran lo que hacían, cuando trabajaban en el telégrafo.

Yo viví aquí hace 15 años y me encontré a Charly (este no es el nombre real para proteger su identidad) que fue mi novio como Janny. Ahora todo encaja perfectamente, él (Charly) era mi hombre de confianza cuando yo era Richard, ahora entiendo por qué Charly era tan fijado en todo lo que había sucedido en LA en la época anterior, se la pasaba hablando de la historia de LA y no la pasábamos visitando lugares históricos…..ahora lo entiendo todo.

Ya veo otros desencarnados, se ven nauseabundos y huelen a cadáver son 2. Les digo que hay una oferta de ir por el camino de la luz por si quieren ir, ellos aceptan inmediatamente Mary Luz, estaban desesperados.

Mary Luz, ahora aparecieron muchos, hay una fila se están pudriendo, aún después de muertos siguen pudriéndose porque la energía está contaminada.

Hay una fila como de 100 almas que llegan y se siguen yendo por el portal de la luz, quisiera que vieras esto, la luz es intensa! ellos por intuición la cruzan.

Puedo ver al que habita esta casa ahora en el presente donde yo viví hace 15 años, él no puede ver nada, pero siente la energía pesada, se agarra la cabeza, le duele la cabeza, se sale de la casa a tomar aire por que siente la pesadez del ambiente.

Ya entiendo Mary Luz, al yo haber llegado a la casa donde viví hace 15 años como Janny, atraje estas almas.

Todavía sigue el desfile, he dejado el portal abierto voy a otro lugar a abrir más portales, están en fila muy organizados cruzando.

De pronto Janny dice:

Me estoy cansando... ya me quiero ir de aquí, ya me quiero ir con Joel, otro día abro mas portales, se ayudaron 112 almas hoy.

Ya estoy aquí de vuelta Mary Luz, Joel nos felicita por que estamos haciendo el trabajo muy bien, además dice que podemos dejar abiertos diferentes portales en diferentes zonas para que el que quiera pueda cruzar el portal.

Mary Luz: Joel podrías por favor explicarnos porque se ven estas almas andrajosas y pudriéndose?

Janny: Joel contesta que hay diferentes formas de ver a los desencarnados, puedes verlos completos o puedes verlos pudriéndose.

El explica que cuando se ven pudriéndose es porque no han procesado el último paso.

No procesar el último paso significa: la no aceptación de la transición de la muerte física, no aceptación de que se han quedado sin cuerpo, por lo tanto siguen vivenciando en cuerpo y la energía se pudre.

Los que se ven completos es porque han desencarnado, pero se han quedado con apegos.

Janny comenta lo siguiente: mi sensación en LA ahorita fue de mucho alcohol entre encarnados y desencarnados.

Mary Luz, Joel me comenta que las ciudades se desmoronan por las adicciones, se contagian unos a otros las adicciones como si fuera viruela.

Los que viven en esa frecuencia se lo transmiten unos a otros, es como una red, la luz te contagia de luz, la oscuridad te contagia de oscuridad.

Nota:

En este momento me acorde que una vez le había preguntado a Joel sobre la legalización de la mariguana y él me contesto que la humanidad no estaba lista para esto, así que le volví a preguntar sobre la mariguana.

Mary Luz: Joel me podrías hablar más sobre la mariguana?

Janny: Joel contesta lo siguiente:

Consumir mariguana es como comerse un dulce antes de haber hecho la tarea, es como darle una galleta a un niño sin haber asistido a clases.

Consumir mariguana sin el conocimiento previo del alma, sin haber desarrollado las virtudes, no se debe hacer.

Para poder consumirla necesitas desarrollar las virtudes espirituales para que no cause enajenamiento.

Joel pone énfasis aquí Mary Luz, dice:

La humanidad tiene que aprender a ser feliz en su entorno y experimentar grados de felicidad por sí mismos, aprender en estado de vigilia que la vida es maravillosa, que la vida está llena de color, de música, olores, amor y que están rodeados de seres de luz, entonces el consumismo será menor.

La humanidad tiene que estar feliz con su entorno, con la comprensión del entorno cualquiera que sea.

Todas las campañas del gobierno y las instituciones incluida LALF (Love, Joy and Light Foundation) están destinadas al fracaso, si no se les enseña a las personas la aceptación de su entorno.

La misión de LALF es la siguiente:

LALF tiene la misión de educar a la gente para el conocimiento de la maravilla de la vida.

Ese debe ser el slogan de LALF.

Esta es la llave de la apertura de conciencia:

Es maravillarte hasta de lo más pequeño que vive en tu ser, de los organismos más pequeños que viven en tu cuerpo, por tu cuerpo servirte maravillado de la maravilla de la vida.

Cuando nos mantenemos maravillados estamos en estado constante de gratitud, en el momento en que estas consciente de estar en el aquí y en el ahora, el amor, tu entorno, la capacidad de asombro de las cosas que existen, la armonía absoluta, el estar agradecido con lo que tienes, el compartir!

"Eso es la apertura de la conciencia"!

No son las meditaciones, no son las logias, no son los rituales, no son las religiones, no es el nirvana!

El asunto es tan sencillo y tan practico como la capacidad de asombro! no es buscar afuera, es buscar adentro.

Cuando estás pendiente de las maravillas de la vida se van los juicios, porque estas tan extasiado de conocer y disfrutar.

"Ese, ese, es el éxtasis"! son los pequeños detalles, las pequeñas cosas. (Joel)

LA SABIDURIA MAS GRANDE ESTA EN LO SENCILLO NO EN LO COMPLICADO

Joel esta aquí y me da la indicación de que haga la sesión con los ojos abiertos.

Janny fija la mirada en un punto y me dice: estoy profundamente hipnotizada con los ojos abiertos, es como si viera una película en frente de mi.

Joel se ve hoy más joven, como de 35 años, hay una niña cerca de Joel. Con esta nena soñé hace dos días, hoy tiene su carita limpia, ya que cuando la soñé estaba con su carita llena de hollín y se veía sucia y desarreglada.

La niña me cuenta lo siguiente: 1870... morí en esta fecha, tenía 8 años al fallecer; 1846 es el numero de la casa donde vivía.

Me da las gracias por no haberle tenido miedo y me dice:

Todos estos años estuve detrás de los seres humanos buscando comunicación; ellos se asustaban de mi y salían corriendo, yo también me asustaba de ellos y me iba corriendo debajo de la escalera.... al punto oscuro.

Ahora entiendo que todos somos ángeles de este lado.

Janny me cuenta cuando se encontró con la niña.

Mary Luz, cuando soñé con ella fui a la casa donde vivía, la vi con sus cabellos dorados, lucia sucia y desmejorada, estaba todo oscuro, entonces yo dije en voz alta en la oscuridad: que se encienda la luz! y la luz se prendió.

Ella era tan densa, que yo podía tocar su carne, por eso se espantaban de ella, porque la gente podía ver su fantasma de lo densa que era.

Cuando yo dije que se encienda la luz! ella me dijo que no podía entender lo que era la luz, entonces yo le dije:

LA OSCURIDAD NO ES LA VERDAD, LA LUZ ES LA VERDAD!

Mary Luz las personas se quedan en la oscuridad después de morir por que los lloran mucho, entonces ellos se quedan con la indicación de que se deben quedar aquí en este plano, la niña simplemente no entendía que existía la luz, porque nadie se lo enseño.

Ella murió al caerse de las escaleras, sus padres y hermanos la lloraron mucho, por mucho tiempo, por tanto tiempo que nunca pudieron superar su partida y eso hizo que ella se quedara atrapada en este plano, que no avanzara hacia la luz.

La no aceptación de ellos de su partida la mantuvo aquí en esta plano por 143 años terrenales. "Vivía" escondida, confundida y asustada en el rincón oscuro debajo de la escalera, hasta que me encontró a mi o yo la encontré a ella, para ayudarla a cruzar el portal de la luz, ahora ella está en la luz.

Joel me dice que debemos tener entendimiento de que no existen las separaciones, todo son encuentros. Si entendemos esto, de esa forma no causaremos dolor al morirnos, pues en verdad no morimos.

Mary Luz, adivina quienes están aquí?

Mary Luz: quienes?

Janny: los cazadores de almas.

Mary Luz: será que los atrajimos porque estábamos hablando de ellos antes de empezar la sesión?

Janny: si, aunque ellos me visitan muchas veces en mi casa.

Hay uno al lado mío con su piernita cruzada y otros al rededor.

El de la piernita cruzada dice que ya no están peleando tanto y otro le dice: dile la verdad que me acabas de pegar.

Otro pregunta: van a hacer una película con nosotros? otro le contesta, no tonto es un libro.

Están pidiendo que invitemos al dibujante para que se lo presentemos, aunque dicen que ellos ya lo han visitado.

Uno de ellos dice: que el dibujante está trabajando duro en los dibujos, que unos lo han agarrado del cuello, otro se ha sentado en su cabeza y me muestra como sus piernitas le han quedado colgando en la cara del dibujante, además le ha jalado los ojos hacia arriba para que no se duerma mientras dibuja.

Otro se acuesta sobre el papel donde está dibujando para servirle de modelo y así ayudarle a que le agarre bien la forma de su pancita en el dibujo.

Hay otro que imita al dibujante en todos sus movimientos y se cree artista y hasta lo corrige, se cree un maestro, pero dice que en verdad él está aprendiendo del dibujante y sabe que el artista es él.

Mary Luz, a Joel le gusta la música que tienes puesta en este momento.

Janny me comenta lo siguiente acerca de la música:

La música tiene símbolos, hay figuras geométricas de un azul intenso, las formas y figuras vienen del universo. Joel me informa que la matemática no es terrenal, la matemática es una ciencia importada de otra dimensión.

Mary Luz te comento que es increíble cómo puedo ver todo con los ojos abiertos, pero no me puedo reír, porque si me rio como que me salgo del trance, como que me desenfoco, que chistoso.

Joel me dice: los ojos no son solamente para mirar sino para arrojar energía, para crear, para transportarte, por los ojos sale luz.

Janny sigue con la mirada fija al frente sin hablar por un rato…

luego dice:

Ahora estoy tocando cenizas con mis pies y me unto lava de un volcán; hay un gordo que se ríe y me dice: aja! solo sobre este plano puedes hacer esto! él es muy amable.

Le pregunto sobre los terremotos, maremotos, erupciones volcánicas, me dice no hay mucho que contar simplemente la tierra por si sola hace estos movimientos, es naturaleza pura.

Yo (Mary Luz), le pregunto a Joel lo siguiente:

Mary Luz: Joel me podrías hablar sobre la depresión postparto?

Janny: Joel contesta, que nunca esperes de él respuestas complicadas.

La depresión postparto son recuerdos no asimilados de experiencias vividas, toda la clave de las enfermedades está en la experiencia de esta vida y de otras vidas.

No hay nada mas creador que nosotros mismos, todo radica de dónde vienen las almas, por eso es tan importante la depuración del alma porque se va llenando de maletas, él dice que es lo que tú le dices a tus clientes Mary Luz, la limpieza del closet mental.

Algunas conductas son tan arcaicas, que es posible que no las curen en esta dimensión sino que se curaran arriba, aquí arriba también hay curación.

Joel pone énfasis aquí:

Hay que cuidar de lo que le das a tu alma, para que eso que le das después no se convierta en pesares. (Joel)

La disciplina de tu mente es importante para que no lleguen a ti los adversarios y te influyan, porque son advenedizos, cuiden siempre de sus estados emocionales, ama a tu prójimo, aprende a ver las maravillas de la vida.

Las claves para vivir son muy sencillas:

NO HAY UNA RECETA PARA CADA COSA, ES UNA SOLA RECETA PARA TODO.

Por eso la Psiquiatría tiene que inventar nuevas enfermedades y nuevas curas que no existen, pues en realidad todo está en curar el alma.

Esta es la receta para curar el alma:

1. Amor

2. Disciplina

3. Conciencia

Lo que enferma a los seres humanos son sus propias experiencias no procesadas, temores de lo no procesado, enfermedades pasadas no procesadas.

Esta también es la clave, para saber cuándo hay enfermedad mental, Mary Luz, siempre recuerda lo siguiente:

Mientras hayan momentos de lucidez no es enfermedad mental.

Cuando no se tiene control sobre una disciplina que se imponga, ahí, hay enfermedad mental.

Ejemplo:

Cuando la persona no atiende a lo que se le dice, cuando solamente existe porque ha cedido su posición de humano para ceder al nivel de conciencia de un animal: que come, respira y evacua sin conciencia, es entones, porque ha accedido al entendimiento de un animal.

Esto es la locura vegetativa.

Locura es cuando has perdido todo tipo de conciencia.

A los que están en el manicomio y están incapacitados para seguir instrucciones y han cedido su condición humana a una condición de animal, esos son los locos y si están locos también están aprendiendo, es simplemente otra forma de aprendizaje, es el camino que eligieron recorrer para aprender, todo es elección.

Hay que ser bondadosos y tolerantes con todo el mundo.

Los seres humanos son creadores universales de sus propias dolencias, nada viene externo. (Joel)

Todo viene de la experiencia hay que cuidar de lo que le das a tu alma. Los seres humanos deben de ser cuidadosos de como alimentan su alma con experiencias enriquecedoras y además deben de ser disciplinados.

Joel enfatiza: nada nuevo bajo el sol Mary Luz, la raíz de la enfermedad es muy sencilla:

Por las experiencias enfermas y por las experiencias te curas, bastante lógico, sin complicaciones. (Joel)

La habilidad que tiene cada alma de asimilación, conciencia y aprendizaje, es el camino más corto a la sanación. (Joel)

No hay cura más perfecta que exponerte a la felicidad.(Joel)

Cuida siempre de lo que le das a tu alma.

De pronto Janny queda en silencio... después de ese breve silencio dice:

Mary Luz, estoy en un hospital cualquiera de Houston en una sala de operaciones están operando a alguien y comentan que ojala hayan más enfermos para seguir prosperando, desean que hayan más enfermos... la codicia es grande, quieren más reconocimiento, mas opulencia, mas crecimiento social, no tienen escrúpulos Mary Luz...Joel me toma de la mano y me saca de allí, me lleva a otro lugar, me lleva a las minas de diamantes, me dice: allí también hay codicia, explotación de gente, se exponen vidas de humanos para que socialmente algunos puedan lucir alhajas.

Joel comenta, esos son los comportamientos que enferman el alma, promover este tipo de actividades.

También me muestra muchos carros lujosos y me dice: ustedes no se merecen sufrir de embotellamientos, vehículos sencillos es la solución, un simple medio de transporte, todo ese lujo no es necesario, eso no es quererse como humanidad.

Luego resalta la siguiente frase:

Las penurias del ser humano serian menos si lograran manejar y disminuir la codicia y el drama. (Joel)

La felicidad está entre la convivencia entre las almas, allá arriba no la pasamos conviviendo, es el desamor de los unos a los otros lo que aparta a las almas.

La clave es que si cada ser humano tuviera la disposición de darle lo mejor a su alma desaparecerían la enfermedad física y mental, pero la desgracia aquí es que la gente no tiene la instrucción de pintar en el muro de la vida, no tienen el reconocimiento del retorno del alma y no han aprendido a ver las maravillas de la vida.

Los mensajes escondidos a través de la experiencia, esas son las simples reglas del vivir. (Joel)

No hay mas, todo se resume a eso, aprender a pedir y aprender a creer.

Cuando tu pides y aparentemente no contestan, es porque hay algo que tienes que cumplir y ellos no pueden intervenir; si hay alguna experiencia que tu decidiste vivir y tu alma tiene que pasar por esa experiencia ellos no pueden intervenir pues tienes que pasar por la experiencia.

Mary Luz: Joel me podrías hablar más de las enfermedades hereditarias?

Janny: Joel dice que las enfermedades hereditarias son heredadas por decisión propia para aprender algo, es una experiencia que te toca vivir por que la asumes, lo crees, lo asimilas como algo que te va a suceder a ti, ya que la has visto en tu familia y lo asumes como algo tuyo, lo asumes como la verdad.

Ejemplo: si ves a tu mamá morir de cáncer y escuchas que el cáncer es hereditario, incrementas la posibilidad de que esto suceda, pues estas decidiendo creer, entonces te crees que te va a dar cáncer, por lo tanto ya estás haciendo esa creación.

Mary Luz: como la gente puede destruir esa creación?

Janny: Joel contesta que hasta que asumas tu propia individualidad y dejes de identificarte con la creencia, de que si le dio a un familiar te tiene que dar a ti también.

Hay que saber que hay gente que decide estar enferma como forma de aprendizaje, la enfermedad también es una forma de aprendizaje; todo tipo de vivencia es aprendizaje, todo proceso o experiencia da como resultado aprendizaje y te puedes traer en tus genes la carga de energía de una enfermedad de tus padres si consideras que la necesitas para aprender y crecer.

La única experiencia que no da como resultado aprendizaje es la holgazanería; la actitud de la pereza es ausencia de aprendizaje.

La gente que no se expone a la felicidad o al aprendizaje es holgazana; ya sea por enfado, apatía, desgano, miedo, etc.

Lo que destruye el alma es la holgazanería, la falta de disciplina. (Joel)

El alma siempre debe estar productiva, inclusive es mucho peor ser holgazán que trabajar para el adversario oscuro.

Mary Luz, Joel dice que los del lado oscuro son muy trabajadores, están listos y pendientes de como generar más oscuridad o mantenerla, por eso también son oportunistas por qué no descansan. Es más tolerable un oscuro que un perezoso ya que los peores casos son los de holgazanería porque es asunto de voluntad, de querer estar así, sin hacer nada, no hay fuerzas externas que los influyen ellos solo quieren estar así sin trabajar.

El holgazán con su pereza está haciendo una futura creación de retraso mental, cuadriplejia, privación de movimientos, problemas de motricidad, vínculos con adicciones, parálisis, etc.

Es muy lógico; si no te quieres mover, está bien no te muevas, pero debes saber que la decisión de no moverte crea futuras reencarnaciones con dificultad de movimiento.

No todos los casos de parálisis son por este motivo hay miles de combinaciones de por qué la gente decide hacer creaciones de enfermedades, pero la pereza es una de las causas de creaciones con dificultad de movimiento.

La pereza te aleja de la luz y del amor, con la holgazanería es de la única forma que no se crece.

Mary Luz: me podrías hablar de la diabetes?

Janny: Joel nos informa que la raíz del problema de la diabetes está en la comida.

La mala alimentación, el resentimiento y la culpa de las personas que no se han alimentado bien; el llevarse alimentos a la boca con remordimientos y culpabilidad les ocasiona diabetes.

No es el alimento, es la emoción y el sentimiento de culpa con lo que se comen lo que causa diabetes. La diabetes infantil es responsabilidad de los padres, por no alimentar bien a sus hijos.

La diabetes si se puede curar, es muy sencillo comiendo sanamente y haciendo las paces con los alimentos aprendiendo a comer sin culpa.

Mary Luz, Joel se ha cambiado de ropa, lo estoy viendo con un traje de terciopelo azul rey, le pregunto porque se ve así y me contesta que simplemente se quería ver diferente.

Mary Luz, Joel me comenta que a la Tierra como escuela todavía le quedan muchos millones de años, luego de que se destruya no será habitada por muchos otros millones de años, así como existen otros mundos inhabitados hasta que se vuelvan a regenerar.

Mary Luz: porque se destruirá la Tierra?

Janny: Joel contesta, que la Tierra se destruirá por que los humanos se destruyen entre ellos, no es que la Tierra se destruye sino que los seres humanos se autodestruyen así mismos y a su entorno, como ha ocurrido con otras civilizaciones.

Hay mundos deshabitados, regenerándose y otros pasando por un periodo de enriquecimiento para poder ser habitados.

Faltan muchos millones de años sobre esta escuela llamada Tierra; algunas almas vienen intermitentemente, otras almas nuevas y otras almas muy antiguas, todos continuaran aprendiendo hasta que sean capaces de ir y venir en cuerpo físico y salir y entrar de esta atmosfera, los humanos seguirán disfrutando de otoños, inviernos, veranos, primaveras... del amor, del prójimo, del trabajo arduo, del cansancio que te da un trabajo, de la lucha diaria y disfrutaran del cumulo de ello, de lo único que se encuentra detrás de esa lucha... del conocimiento.

NO CREES EN BRUJAS?
PERO QUE LAS HAY, LAS HAY

Después de una inducción hipnótica Janny cae rápidamente en un profundo trance...

Que chistoso Mary Luz, veo una brujita con las piernas y pies al revés. Haz de cuenta que se ve como las dibujan, con su sombrero de bruja, las medias de rayas, blanco y rojo, con zapatos negros como estilo mocasín chatos sin punta, esta con un vestido negro con falda acampanada, es de baja estatura.

Ya se acomodo las piernas y los pies, nos saluda; como están mis niñas, mucho gusto de verlas, lo de las piernas al revés me sucede por andar de prisa, por estar corriendo, no me acomode las piernas bien.

No todos los seres están en todos los lados, unos están en un lado y otros en otro lado. Si te vas a un lado te encuentras unos seres y si te vas a otro lado te encuentras otros seres.

A mí no me van a ver en otros lugares, sino, solo, donde vibro, donde me puedo conectar y otros habitan en otros lugares, así parezca trabalenguas.

Estamos de acuerdo que vibramos en diferentes dimensiones y densidades, correcto?

Si estamos de acuerdo, le contesto Janny.

Nota:

Todas las sesiones anteriores habían sido hechas en mi oficina y Joel en una ocasión nos había dicho que intentáramos hacer sesiones en diferentes lugares para encontrarnos con diferentes seres, por eso hicimos esta sesión en casa de Janny.

Yo (Mary Luz) empecé con mis preguntas.

Mary Luz: como se llama la bruja?

Janny: dice que se llama Ms. Ginot

Mary Luz: Ms. oh, o sea que es soltera?

Janny: ella dice que no todo tiene que ser humano o como en la Tierra, que aquí no se usa lo de ser soltero o no.

Mary Luz: si entiendo. Como se llama el plano donde usted esta Ms. Ginot?

Janny: Ms. Ginot contesta que el plano donde ella esta se llama 5 al revés. Esta dimensión es tremendamente complicada para la mente humana, es muy difícil describirlo de una forma que la mente humana pueda entenderlo.

En términos que ustedes lo puedan entender, es algo así como todo lo que es considerado fantasía para el humano en mi dimensión es una realidad del día a día, como por ejemplo:

Volar, botar fuego por los ojos, caminar hacia atrás, que un cuerpo hable, botar magia por los dedos, los objetos aparecen y desaparecen mágicamente, transportación de cuerpos y objetos de un lugar a otro, fotos y cuadros en tercera dimensión y con movimiento, etc. Lo de volar en la escoba es una referencia que los humanos tienen de nosotros, porque en realidad nosotros volamos en el objeto que nosotros queramos o sin ningún objeto.

Janny luego de transmitir como describe Ms. Ginot su dimensión me da una opinión personal de lo que ve:

Mary Luz en este plano todo es una locura, todo lo que pareciera ficción para el plano terrenal o cualquier ser humano es real aquí; todo lo que nosotros consideramos irreal aquí en la Tierra, en el plano de 5 al revés es completamente tangible.

Ms. Ginot vuela y me dice: ves! si es cierto que volamos y hasta sin escoba con nuestra propia vestimenta.

Ms. Ginot me comenta que la dimensión de la Tierra es tan densa que muchos de los brujos que están en la Tierra no logran recordar de donde vienen, además en la densidad terrenal no se pueden hacer las cosas fantásticas que se hacen en 5 al revés.

Ms. Ginot me comenta: ser bruja no tiene que ver nada con la oscuridad, ser brujo es ser divertido y la dimensión terrenal es tan densa que por lo tanto nunca veras verdadera magia en la

Tierra, ya que las leyes de la naturaleza no se pueden manipular en la Tierra como en mi dimensión.

Los brujos son de esta dimensión de 5 al revés y de cientos y cientos de dimensiones más, pero la dimensión terrenal es tan densa que no pueden interactuar tan fácilmente con otras dimensiones.

Aunque hay otras dimensiones más densas que la de la Tierra, son tan densas que los cuerpos andan aplastados.

Mary Luz: pero si es cierto que se dejan ver algunas veces en esta dimensión?

Janny: Ms. Ginot dice que si, dice que se juntan varios brujos y hacen una esfera de energía y luz y así pueden viajar a otras dimensiones como si fueran en una burbuja de jabón. Además dice que se pueden materializar en este plano terrenal, pero no les llama mucho la atención pues aquí no es tan divertido; pero si vas al bosque y pides con todas tus fuerzas ver a uno de nosotros y si se te es concedido nos veras.

Aunque también hay brujos oscuros, pero yo no interactuó con ellos, pero al final los brujos oscuros cambian por que se dan cuenta que no es tan divertido y se la pasan amargados y en conflicto.

Los brujos no comemos arañas, ni insectos, ni mucho menos niños como quieren hacernos ver. Nos gustan los olores dulces, las golosinas y algunos de nosotros encarnamos en humanos, aunque no es muy popular ir a la Tierra.

No nacemos ni morimos, somos eternos hasta que decidimos meternos en otra dimensión, mientras somos brujos simplemente no entendemos el concepto de nacimiento y muerte.

Hay algunos brujos que reencarnan en humanos y tienen vidas como terrícolas para ayudar a la humanidad, hay unos que reencarnan en la Tierra de buena gana y hay otros que no, que los mandan a misiones y aceptan de mala gana, pues en la Tierra no hay tanta diversión.

Mary Luz: puedes enseñarnos un hechizo?

Janny: Ms. Ginot dice que la verdadera magia no está en la dimensión terrenal.

Mary Luz: insisto, por favor enséñenos algo que podamos hacer con los elementos que tenemos acá.

Janny: Ms. Ginot dice que está bien, que nos va a enseñar algo.

Si quieres saber de tus vidas pasadas, pon una vela blanca reflejando tu imagen en un espejo grande a media luz y entonces veras tus diferentes cuerpos; los espejos son mágicos, además que en los espejos quedan grabadas todas las imágenes que por ellos han pasado.

Los espejos son mas mágicos de lo que se imaginan, ya que tienen actividad paranormal todo el tiempo, si ustedes ponen atención lo comprobaran.

En los espejos esta la belleza de la persona y la belleza del alma.

Detrás de un espejo nunca hay una pared, no existen las paredes detrás de los espejos.

Cuando quieran saber algo extra por el espejo, algo del pasado o del futuro, un espejo cualquiera te puede ayudar, ya que un espejo es una puerta a otra dimensión.

Te paras frente a un espejo y empiezas a entrar poco a poco, una mano, luego otra mano, un pie, luego otro pie y así hasta que estés del otro lado.

Janny de pronto! descuelga la cabeza y todo el cuerpo, puedo ver cómo está extremadamente relajada y se queda en silencio.

Yo la llamo, Janny…. ella no contesta. Janny, Janny, háblame.

Ella sigue sin contestar…. yo subo la voz y le digo hey Janny! que pasa!

Janny perezosamente y con la voz muy baja susurrando me dice:

Es que ya me metí en un espejo, me cuesta hablar.

Mary Luz: está bien disfruta de tu visita allí, pero necesito que me hables, de acuerdo?

Janny: murmura, si está bien.

Mary Luz: donde estas?

Janny: Mary luz estoy en un lugar donde siento la tierra, el sonido del agua, el movimiento de la tierra, el agua correr… estoy adentro de la Tierra ….

Hay una voz que me habla y me dice:

Si el ser humano no conoce lo que hay dentro de sí, mucho menos va a saber lo que hay fuera de sí.

Si los seres humanos no saben quiénes son, mucho menos van a saber lo que es el comportamiento del planeta. El conocimiento es infinito.

Mary Luz: de quién es esa voz Janny?

Janny: es del volcán que está debajo de mis pies.

Mary Luz: cómo es que llegaste allá?

Janny: la voz me dice que uno puede viajar a donde previamente se haya viajado sin cuerpo físico, dice: no es nada de lo que no hayas ya visto sin cuerpo físico, donde hayas estado previamente es lo que logras ver con un cuerpo físico.

La voz sigue hablando:

Los seres humanos son muy ignorantes; ni siquiera han logrado descifrar su cuerpo físico, como van a lanzar especulaciones y darlas por hecho como para descifrar la conducta humana? es la soberbia la que los hace pensar que saben y dar por real o científico lo que su pequeña mentecilla les satisface, pero ni siquiera pueden descifrar lo que sucede internamente en sus vísceras.

Mary Luz: que sucede en mis vísceras?

Janny: la voz dice, que se lo preguntes a tus vísceras, así de lógico.

Mary Luz: o sea que uno le puede preguntar al cuerpo lo que le pasa?

Janny: la voz dice: sí, claro.

Mary Luz: podrías decirme como le debo preguntar?

Janny: la voz dice: no, yo solamente soy la voz del volcán. Yo puedo decirte que hay vida en mis entrañas, en el agua, en la lava, en la gruta, en la vereda, el planeta está vivo!

Y cuando digo que soy la voz del volcán, quiero decir que soy la energía que radica aquí.

Ustedes me pueden escuchar y todos lo pueden hacer si se quedan quietecitos y apagan el ruido mental en el que viven.

De mis entrañas ha salido arte, han habido artistas que han podido llegar aquí y han producido arte.

Todo está en cada uno de ustedes y en los momentos de meditación es el grado más alto de creatividad.

No hay necesidad de drogarse para producir música fantástica, ni obras maravillosas, bajo hipnosis lo pueden hacer.

Ahora habla Ms. Ginot Mary Luz:

El ejercicio del espejo es fantástico, tu escoges a donde quieres ir o si no quieres escoger pues puede ser sorpresa a donde vayas y si no te gusta a donde fuiste, pues te sales. El espejo es tan elástico como un pedazo de mercurio, un espejo esta hecho de mercurio.

Mary Luz: es cierto que se puede hacer magia oscura con los espejos?

Janny: Ms. Ginot contesta: información restringida, no es de tu incumbencia esa información.

Mary Luz: si es cierto, era mera curiosidad. Es malo dormir con espejos en el cuarto?

Janny: ella dice que no es bueno dormir con espejos en el cuarto, ya que atraes seres de otras dimensiones, pues por que los espejos son puertas a otra dimensión.

Ms Ginot te dice Mary Luz: recuerda lo que ya te dije:

Detrás de un espejo nunca hay una pared, hay otra dimensión.

El espejo se hace de mercurio entras con flexibilidad.

Nos despedimos de Ms Ginot y de la voz del volcán y les damos las gracias por su compañía e información.

Acto seguido le pregunto a Janny si se puede contactar con Joel.

Janny me dice que sí, que Joel está presente, pero que le cuesta adaptarse a la vibración de su casa.

Janny: Joel me comenta que le queda más fácil hacer contacto en la oficina porque hay energía de sanación, me dice que espere un poco.

Luego de esperar un poco

Janny me dice:

Ya lo puedo ver mejor, trae nuevamente su vestido azul rey de terciopelo, está en frente de nosotras.

Yo Mary Luz empiezo con las preguntas:

Mary Luz: Joel me podrías hablar un poco más de las enfermedades hereditarias?

Janny: Joel dice que las enfermedades hereditarias son una combinación de todo. Son genes, karma, estado emocional que prevalece y predetermina cuando padecer una enfermedad.

Todo es tan sencillo como el escrito previo que haces antes de reencarnar, que determina por qué experiencias vas a pasar, de que vas a padecer y cuáles son los retos.

Mary Luz: pero la ciencia si puede determinar por medio de los genes esa predisposición hereditaria, como es que sucede esto?

Janny: el dice que sí, que esos componentes genéticos los científicos lo pueden ver, pues lo que ves en el ADN físico es el reflejo del ADN del alma; pero que recuerdes que no padeces de absolutamente nada, si no lo has escrito previamente tu mismo que lo vas a padecer en tu plan de vida.

Tiene que ver con el escrito de tu plan de vida, si está escrito que es bueno para tu alma pasar por esa experiencia lo pasaras.

Ahora no hay que confundirse, en este momento con tanto cáncer generado en la Tierra, tanto cáncer tiene que ver con las creencias de la gente.

El cáncer es una palabra que tienen tanto en el vocabulario de la gente, que al decirla tantas veces le han dado tanto poder que lo hacen crecer mas y mas, le dan tanta atención, acompañada de energía y emoción que hay muchas almas que aunque no les tocaba pasar por allí lo han creado.

Los seres humanos están tan acostumbrados a la palabra cáncer y tan atemorizados que lo atraen, tanta propaganda y tanta atención le dan, que la gente le da la energía y la emoción que lo fortalece cada vez mas.

Si dejaran de hablar tanto de él y dejaran de temerle, dejarían de alimentarlo con la emoción, por la sencilla razón que desconocerían a que ponerle emoción, por lo tanto lo debilitarían. Tanto piensan en el cáncer y le temen que lo atraen; recuerda en lo que te la pasas pensando es lo que atraes.

Mary Luz: haber si entendí. Podríamos decir que el cáncer es una energía fortalecida por el inconsciente colectivo de las personas?

Janny: Joel dice que si, afirmativo, así es. Si se concentran en dejar de hablar tanto de él, en temerle y en gastar tanta energía en el cáncer, lo debilitaran, eso sería el contra del cáncer.

Mary Luz: no solamente la energía humana, sino la energía de los millones de dólares para sostener estilos de vida de los investigadores y todo el negocio que se mueve allí.

Janny: Mary Luz, a Joel le gusto lo que dijiste y dice que lo pongas en letras mayúsculas.

Mary Luz: qué? cual parte?

Janny: eso de que es un negocio, gasto de energía y millones de dólares para sostener estilos de vida.

Mary Luz: oh ok.

EL CANCER ES UN NEGOCIO, HAY GASTO DE ENERGIA HUMANA Y MILLONES DE DOLARES PARA SOSTENER ESTILOS DE VIDA.

Janny: Joel pone énfasis en esto:

Deben cambiar lo siguiente si quieren empezar a combatir el cáncer y tanta enfermedad.

Investigación en contra del cáncer (o de la enfermedad que sea)

hay que cambiarlo por:

Investigación para la salud y el Bienestar.

Entonces por consiguiente desaparece por completo esa palabra y por lo tanto desaparece en el inconsciente colectivo.

Mary Luz: me podrías hablar acerca del vitíligo?

Janny: Joel dice que esa enfermedad ni siquiera está en el plan de vida de las almas, no es tampoco karma. El vitíligo es espontaneo por los niveles de stress a los que se somete tu cuerpo, de hecho no es una enfermedad, es una reacción del organismo al stress. Además escoges sufrir de vitíligo sobre el camino de la vida, no está previamente planeado, es capricho humano.

La cura para el vitíligo es el conocimiento de tus emociones, se puede trabajar con hipnosis.

PROFUNDAMENTE DORMIDOS

Veo con tristeza y preocupación como la humanidad esta consumida en un profundo sueño, donde se la pasan trabajando y luchando fuertemente cada día por tener más cosas materiales.

Cambiando tiempo de calidad con sus hijos y con su familia por mas trabajo, para tener más dinero para comprar más.

Domingos enteros gastados en pasear en el centro comercial para adquirir más cosas. Consumidores enajenados de la belleza natural que los rodea e hipnotizados con ofertas explosivas que esclavizan a los obreros que las producen, al consumidor que las compra, para que los poderosos sean más poderosos y los ricos más ricos… pero al final, todos esclavos.

Esclavo el que trabaja arduamente mal pagado o en algunos casos arriesgando su vida, como en el caso de los diamantes y piedras preciosas para conseguir lo que el consumista quiere. Esclavo el consumidor que trabaja duro sacrificando el valioso tiempo con su familia para poder pagar los lujos que quiere pero no necesita y esclavo el que con la esclavitud de los que esclaviza, ingenuamente esclaviza su alma creando una futura reencarnación llena de dolor.

Una humanidad tan distraída, que no puede ver lo que tienen en frente, un monstruo gigantesco de autodestrucción que los manipula enfermándolos a ellos y a sus familias.

Un monstruo creado por nosotros mismos, que nos condena fuertemente, a seguir dando vueltas en las ruedas del alma sin esperanza de salir de ese círculo de dolor.

Autodestrucción en la cual todos hemos sido partícipes activamente; consumiendo, alimentando, comprando, permitiendo o callando.

Un silencio que lo pagamos caro, pues al no decir nada estamos otorgando al poderoso más poder y colaborando con profundizarnos en el sueño y al final todos cómplices del mismo crimen a la humanidad.

Atendí hace dos días a una fiesta de mi hijo de 11 años en su escuela.

El baile anual de Otoño!

Me quede impresionada con el profundo adormecimiento de la gente que no puede ver lo que rodea a la sociedad y a sus hijos.

En esta fiesta, la música que estaban escuchando y bailando niños desde 4 años de edad hasta 11 años (ya que es una escuela elemental y tiene desde pre kínder a quinto grado), estaba llena de veneno.

Música con mensajes negativos, violencia, malas palabras, drogas, desamor, desmotivación, sexo sin amor, etc. Los niños inocentemente cantando y bailando esta música y los padres acompañándolos en su baile y repetición de letras nefastas llenas de destrucción, que distorsionan la maravilla de la vida.

No sé si los padres no se dan por enterados de la situación o simplemente no ven a largo plazo las consecuencias; pero mi percepción al observar a los participantes de la fiesta es enajenación e indiferencia.

Las canciones que animaban la fiesta muy de moda y pegajosas por cierto, algunas cantadas por cantantes de Disney o sea que ya los niños los conocen y los "siguen", tienen mensajes con alto contenido sexual, de violencia, caos, desamor y hasta suicidio.

Anteriormente se manejaba la idea de que estos negativos mensajes llegaban al publico porque utilizaban la técnica del mensaje subliminal y pues la gente incrédula y enajenada de la situación, ignoraban el asunto. Pues ahora el descaro de los artistas es tanto, que ya ni siquiera tienen que esconder sus mensajes, o mejor dicho aparte de que ya tienen sus mensajes subliminales incluidos en la música y en su mercadotecnia, también son muy explícitos en las letras de sus canciones, como quien dice: nos atacan con invitaciones de oscuridad de frente y por todos lados.

Letras negativas repetidas una y otra vez, que se van guardando en el subconsciente de los niños y adultos y en el subconsciente colectivo de la humanidad, colaborando con el adormecimiento general e incitando a los niños y adultos a conductas autodestructivas y denigrantes.

"Y nadie dice nada"…!

Ya sea porque no se dan por enterados, no le calculan al desastre, incredulidad o por simple apatía, pero al final se dejan llevar y dejan que se carguen a sus amados hijos.

Los artistas, músicos y quienes los manejan, saben muy bien que son comunicadores sociales y que tienen en sus manos un arma poderosa de comunicación masiva y en su afán por conseguir fama, fortuna, poder y sabrá Dios que mas, porque hasta allá no me alcanza el entendimiento, muchos deciden endeudarse con karma negativo, pudriéndose, enredándose en oscuridad y pudriendo las mentes dormidas de la humanidad, en fin, contaminando al mundo con oscuridad.

Entonces después nos preguntamos:

Porque la juventud y la humanidad esta tan perdida? perdida en las drogas, la vagancia, el materialismo, el sexo a temprana edad e irresponsable, violencia en la familia y contra otros? cada vez mas enfermedades... en fin en conductas que distorsionan por completo la belleza de la vida?

Buscamos culpables, sin darnos cuenta que debemos empezar por nosotros mismos, mirarnos a nosotros mismos que no hacemos nada para impedir que la mercadotecnia y gente sin escrúpulos se enriquezcan a costillas del dolor de la humanidad.

NO! no son los malvados los únicos responsables de este caos, somos todos! porque si no hacemos nada al respecto, somos tan responsables como ellos, caemos en la complicidad y colaboración con que la oscuridad crezca.

Quienes serian ellos si no les compráramos la porquería de música que producen? que pasaría si nos volviéramos más exigentes con la música y las letras de las canciones? cual sería la consecuencia de negarnos a ver programas de TV ordinarios de mala calidad y sin ningún contenido educativo?que sucedería si les enseñáramos a nuestros niños a ser más selectivos desde pequeños con la música que escuchan y con lo que inundan sus sentidos? que pasaría si nos reveláramos y no asistiéramos a conciertos y a ver películas que dan mensajes negativos a la humanidad?

Qué pasaría si nos despertáramos de este profundo sueño en el que vivimos y viéramos que estamos rodeados de mercadotecnia barata, utilizando técnicas de venta basadas en los más bajos instintos de la humanidad y exigiéramos productos artísticos de calidad?

Una buena canción llena de luz te da mensajes sublimes que te invitan a descubrir la belleza de la que estas rodeado, un buen programa de TV, una buena película te inunda los sentidos con emociones y sentimientos que alimentan tu intelecto y dependiendo su contenido hasta tu alma, la música y el arte en cualquiera de sus formas son expresiones del amor, "un bravo" por los artistas con conciencia que se esmeran por ser comunicadores positivos y comparten su talento y su luz con la humanidad. "Un bien hecho" por los artistas que entienden la misión maravillosa que pueden lograr al dar un mensaje de luz a la humanidad y se esfuerzan por ofrecer productos de calidad.

Pero para nuestro pesar, el grupo equivocado esta cargo! porque nosotros con nuestra inconsciencia los hemos puesto allí!

El grupo equivocado es el que está a cargo de la humanidad, porque nosotros callamos, ignoramos, permitimos, seguimos, no exigimos, compramos pura y física basura!

En qué momento permitimos que la oscuridad nos invadiera?

Estamos dispuestos a permitir que siga creciendo esta oscuridad que nos asfixia o estamos dispuestos a ser parte de la resistencia?

Elige!!. Tú y yo, todos tenemos el poder de elegir la luz sobre la oscuridad o la oscuridad sobre la luz.

Ejerce tu derecho elegir!

No nos quedemos callados, no sigamos como borregos la manada, encendamos la luz y contagiemos al mundo de luz.

Todo esta tan claro, lo oyes todos los días, la gente dice con orgullo, soy **seguidor** o **fanático** de tal cantante, moda estilo, tendencia, etc.

Yo puedo entender que admiremos, nos inspiremos en gente fantástica y extraordinaria, que sigamos modelos positivos de gente que han aportado y aportan arte, diversión, educación, ciencia, leyes, descubrimientos… en fin, luz a la humanidad!

Yo admiro mucha gente fantástica que me sirve de inspiración y sigo ejemplos de modelos de conducta positivos.

Pero me cuesta entender en qué grado de desamor a si mismo puede caer una creatura para conformarse con ser simplemente un seguidor y olvidar que es un creador, porque sé que al ser simplemente seguidora pierdo la enseñanza de quien admiro, pues me habré convertido en alguien que solo sigue en vez de crear.

No seamos seguidores de mas basura, seamos seguidores de modelos positivos de conducta, de ejemplos que iluminen nuestra propia luz, creadores y conocedores de lo que si verdaderamente somos, seres de luz hechos de la esencia más pura que existe, del amor, despertemos y ayudemos a despertar a la humanidad!

Mi propuesta es simple, trabajemos juntos por todo y nada. Todo lo que libere y sane a la humanidad y nada que la enferme y la esclavice. (Luz)

LA EDUCACION UN
CAMINO A LA LIBERTAD

Janny llega a la oficina comentando que se siente muy feliz de estar colaborando con el libro. Hablamos un poco de lo que está pasando en México acerca del narcotráfico y ella comenta que es increíble como un narcotraficante llega a tener tanto poder y prosperan intimidando y amedrentando a la gente, que no es por su inteligencia, trabajo duro y disciplina que amasan grandes fortunas sino por medio de violencia y amenazando con matar a familiares, comprando conciencias y logrando por medio de la extorsión y el crimen el poder y el "éxito" financiero.

Yo por mi parte le cuento, que escribí un capitulo en el libro basada en mi experiencia al asistir a una fiesta en la escuela de mi hijo de 11 años, ya que me quede impresionada con el profundo adormecimiento de la gente que no puede ver la connotación de lo que rodea a la sociedad y a sus hijos y que lo titule precisamente profundamente dormidos.

Luego de ésta charla decidimos empezar la sesión, Janny dice lo siguiente:

Joel esta aquí, está muy amoroso, dice que hemos tocado temas que a él le conciernen. Temas de índole social, que por supuesto por su status le corresponde estar cerca del conflicto humano.

Nos felicita y nos dice que le da gusto que seamos sensibles al dolor humano, ya que otros parecen estar adormecidos.

Mary Luz, te dice que le da dicha saber que observas el entorno donde crece tu hijo y mantienes atenta a lo que lo toca y con tristeza ve cómo mientras tu observas otros no se dan por enterados de su entorno.

Joel dice:

Siempre ha habido corrupción sobre esta tierra. Egoísmo, codicia, mentira, envidia, solo que ahora con la tecnología se difunde con más rapidez y eso confunde a la humanidad.

La humanidad crece aceleradamente a nivel tecnológico pero hay un rezago sobre la espiritualidad.

Se debe ayudar a la humanidad para que asimilen o capten todo lo espiritual, porque la humanidad simplemente no lo entiende urge captar la atención de la gente en este momento.

Mary Luz, Joel pregunta: por qué no habíamos abordado asuntos sociales directamente con él?

Mary Luz: pues no sé, creo que me embelese, con asuntos de hipnosis y las enfermedades, aunque en mi primer libro toco el tema de la música, los mensajes negativos y como nos hipnotizan creando enfermedad para que consumamos mas.

Janny: Joel dice lo siguiente:

La educación es primordial y la comprensión de la naturaleza para lograr la disminución de la hostilidad.

La humanidad vive irritada, entumecida, agitada, viviendo un espejismo.

Todo esto gracias a seres humanos que les gusta imponerse, causar envidia a otros para sentirse superiores que el resto.

Mary Luz esto va para ti:

Joel te dice: observación y distinción de tu entorno y de el de la humanidad. No calles! la gente necesita educarse y asimilar.

Tienes que difundir talleres específicos que eduquen a la gente sobre su entorno, de la música y de los temas que envenenan a la humanidad, sobre todo a padres, es una de las misiones de LALF.

Es una tarea muy larga pero hay que hacerla.

Es una tristeza ver como la humanidad consume drogas y los invisibles muchas veces no podemos intervenir, por el libre albedrio.

Me asombro de ver como la gente de los altos niveles de poder, su codicia los lleva a la venta de la intoxicación de la humanidad, gente estresada y agobiada por querer sostener su status de vida.

Gente que no tiene tiempo de educar a sus hijos, que creen en la idea que al darles una casa confortable y cosas materiales están cumpliendo con ser padres.

Las almas vienen confundidas y cuando viven con vidas así para fortalecimiento de su alma, muchos no lo logran y desvían sus almas.

Carencia de valores, sometimiento de unos a otros. Nada tiene de poderoso el que somete con dolor, nada tiene de exitoso el que obtiene un status por sometimiento, eso es lo que deberían hablar los medios de comunicación.

Mientras los medios sigan ensalzando y poniendo en posiciones celebres a los que lastiman la humanidad y sigan publicitando como personas todo poderosas inmunes a la ley como lo quieren hacer percibir y presentar, habrán quienes los sigan y quieran convertirse en uno de ellos.

Mientras haya el deseo de que yo soy mejor que tu, continuara la codicia.

Una de las razones porque aparentemente vamos lentos los de la luz, es porque no hay ningún sometimiento, nosotros respetamos el libre albedrio de las almas.

Están los valores tan minimizados y empequeñecidos que todo es válido con tal de mantener el status social.

Esta todo tan distorsionado a través del dinero, creyendo que son mejores, no por capacidades, valores o habilidades; sino por capacidad económica, se habla de lo grande que es tu casa, del carro que manejas, de los lujos que exhibes …. del dinero.

Joel hace énfasis en estas palabras:

Los monstruos no caerán a menos que la gente se eduque, los malos gobiernos, las compañías de comida chatarra, las televisoras corruptas, seguirán, si el mundo no se educa.

No son ellos los fuertes, son los seres humanos con su no conocimiento los que los siguen y los hacen fuertes.

Hay que desenmascarar todas las mentiras que existen detrás de los reinados de belleza, del sufrimiento que hay detrás con tal de sostener un status social.

Mujeres sobajadas, golpeadas, abusadas. Hombres no deseando vivir con mujeres porque tienen tendencias homosexuales y se quedan en una relación dolorosa con tal de lograr el éxito, gente atropellando a gente, para subir escalas corporativas.

Muerte en las minas de diamantes y piedras preciosas para que tú puedas lucir una piedra de éstas en tu dedo.

Los diamantes son un regalo de la naturaleza y son muy abundantes, tan abundantes que cada ser humano podría tener uno o más, pero los esconden, para venderles una mentira, para que paguen miles de dólares por una piedra que no es más que un regalo de la naturaleza con una abundancia impresionante en todo el universo.

El valor de un diamante es solo el que el hombre le ha dado, se sienten con status, con poder al lucirlo; pero detrás de ese diamante hay miseria profunda, porque la situación de los mineros es paupérrima, les dan unos cuantos dólares por una piedra que luego en las joyerías es vendida por miles o millones de dólares, es una de las explotaciones más viles sobre el planeta Tierra.

Súmale a esto explotación de animales, minerales, abuso y maltrato a la naturaleza, a los mares, seres humanos explotando a seres humanos.

"Esto es su planeta señores"!

Janny me informa que la oficina se ha llenado de invisibles de todas las jerarquías, que quieren hablar al respecto, dice: está lleno el cuarto Mary Luz, repleto todos quieren hablar…

Joel continua:

Guardianes tristes y decepcionados de los humanos que cuidan, sin poder intervenir, ya que no pueden por el libre albedrio.

Hay guardianes que han tenido que alejarse cuidando desde lejos al ser humano que le asignaron, pues se han dejado rodear de tanta oscuridad que son otros entes los que han atraído y los que los rodean.

Janny interrumpe a Joel…

Mary Luz, los otros invisibles quieren hablar, todos quieren hablar de las atrocidades que han presenciado como guías y guardianes.

Yo Mary Luz le digo: si Janny, deja hablar a Joel y luego vamos con ellos.

Joel continua:

La ineptitud de los gobiernos del planeta, todos los gobiernos del planeta han fracasado!

Todos los sistemas que han creado han sido genuinos, pero nunca se podrán ejercer por la corrupción del alma.

Hay guías, ángeles, guardianes, seres que nunca han encarnado en la Tierra y sin embargo saben lo autodestructivos que pueden ser los humanos y dicen es que no todos tenemos porque encarnar aquí.

Seguidamente Joel sigue orientándonos acerca de la fundación por lo tanto no es relevante que lo escriba.

Nota:

Les confieso que me quede impresionada de ver que a Joel no se le escapa nada, al haber mencionado hasta los programas de TV que ensalzan a los narcotraficantes, yo soy Colombiana y me preguntaba cuando vi algunas de las series de estos personajes si todos los involucrados en estas producciones tenían conciencia del mensaje que le daban al televidente, espero que este libro colabore con elevar nuestra conciencia y que tengamos la valentía y sabiduría de corregir lo que tengamos que corregir y aprender cosas nuevas de la vida.

Luego de que Joel termina de hablar, yo, Mary Luz le pregunto: cómo puedo mejorar mis ojos?

Joel, con la sencillez y carencia de complejidad que lo caracteriza me dice lo siguiente:

Mary Luz, parte una zanahoria por la mitad y veras la forma del iris de los ojos, hay diversas frutas para nutrir y sanar diferentes partes del cuerpo humano. No es una coincidencia de que existan frutas que se ven similares a cada parte del cuerpo humano, es simplemente que cada fruta está diseñada para mantener sana esa parte del cuerpo humano a la que se parecen, a los seres humanos se les ha proveído de una infinidad de productos en la naturaleza para estar sanos y estables, pero se han alejado de la naturaleza y por lo tanto de la salud.

El ser humano está alejado de su misma esencia y no puede observar lo que la naturaleza les grita. Dios les ha proveído de cada fruta reflejada en uno de los órganos del cuerpo, hechas de la misma esencia, pero están tan absorbidos y distraídos que no lo pueden ver.

Al estar tan distraídos no encuentran la relación de la fruta y el organismo, cualquier versión cruda de la zanahoria refleja el iris de un ojo humano. Revisen las otras frutas y verán el reflejo del resto de los órganos, tampoco se olviden de que las hierbas curan, vuelvan a sus orígenes y encontraran una fuente de sanación.

Mary Luz: disculpa mi insistencia pero es que el asunto es tan grave que ya está afectando los niños y quiero estar segura que he recibido toda la información, me podrías hablar más acerca de la diabetes?

Janny me informa que Joel contesta:

Los responsables de la diabetes infantil son los padres.

Los padres tienen que poner atención en la alimentación de sus hijos.

La diabetes no tiene nada que ver con karma, es asunto de buena alimentación y el correcto entendimiento de las emociones asociadas con la alimentación.

Contrario a las enfermedades congénitas que si tienen que ver con el karma, el resto de las enfermedades es libre albedrio.

Los humanos se van llenando de karma en las andanzas de su alma, esto es reacción espontanea!

Reacción espontanea: esto significa que tienes una reacción a lo que haces con tu cuerpo, a una actitud o una conducta, siempre hay una reacción a tu conducta.

Ejemplo: si comes mucha carne o si fumas, es muy probable que tengas reacciones espontaneas en esta vida y/o también te lo cargues a otra vida.

Un fumador puede llevarse en su ADN energético las consecuencias de haber sido fumador a otra vida y puede nacer en su próxima reencarnación, con problemas respiratorios, por ejemplo con asma.

Lo que no resuelves en esta vida o el abuso que tu hayas cometido a tu cuerpo te lo cargas a otra vida.

Mary Luz recuerda:

Los seres humanos son seres de experiencia, la experiencia da como resultado aprendizaje, el aprendizaje es conciencia, cuando ya tienes conciencia entonces surge la espiritualidad; esa es la cadena evolutiva.

la formula va así:

Cadena evolutiva:

Humano +experiencia = aprendizaje =conciencia=espiritualidad.

Mary Luz: Joel podrías decirme si lo del mal de ojo es cierto?

Janny: Joel dice que por los ojos de un ser humano sale energía poderosa que es permeable, si no fuera permeable terminarían todos los seres humanos accidentados; ya que sucederían accidentes causados por la energía que cada uno arroja.

Lo que arrojas con tu mirada es pura energía, es literalmente hipnosis con los ojos abiertos. La realidad existe porque tú la estas creando, sin embargo existe un filtro, ya que si no existiera ese filtro el asunto seria caótico. Todo el mundo lastimaría a los otros con solo mirarlos.

Claro que si puedes lastimar a otro con la energía de tu mirada.

Mary Luz: entonces por consecuencia lo del hilo rojo como protección del mal del ojo es cierto?

Janny: Joel dice sí. Un rotundo sí, el hilo rojo es conocimiento ancestral, el hilo rojo es protección fuerte, pero al poner el hilo lo importante es la preparación de la conciencia del que lo pone y el que lo recibe, funciona por la fragmentación del color, el rojo da mensajes: alerta no te acerques, alerta estoy protegido, alerta no vibro igual que tu.

Mary Luz: es verdad que hay ángeles reencarnados en humanos?

Janny: Joel contesta que hay ángeles que han dejado la casa de Dios y que han quedado fascinados con el cuerpo y reencarnan, luego descubren que el camino de regreso a la casa de Dios es muy… pero muy largo.

Mary Luz: Joel háblame por favor de la belleza, el poder, el dinero, la fama.

Nota:

Joel dice las siguientes palabras que antes de que las escriba se las dedico con todo el amor que mi alma tiene por ustedes: a todos los actores, cantantes, famosos, poderosos, adinerados, gobernantes, gente de cine, TV, dueños de medios de comunicación, propietarios de compañías farmacéuticas, al mundo científico, en fin a cualquiera que de alguna manera tenga poder, fama y/o fortuna e influencien y/o tengan que ver con la economía, ciencia, artes o contribuya en cualquier forma con los hilos que mueven el curso de la humanidad.

Janny: Joel dice:

La belleza, la inteligencia, la fortuna, se lucha, se gana. Todos lo humanos han sido todo y serán todo.

El regalo de la belleza, el don de la inteligencia, la comodidad del dinero, son desafíos que se le dan a los humanos como una forma de experiencia.

El bello, inteligente, poderoso y/o adinerado siempre está siendo observado muy de cerca y está bajo el escrutinio espiritual.

La belleza, el dinero, al igual que la inteligencia cuando han sido utilizados para causar dolor y/o destrucción, hay que pagarlo con dolor.

Karma doloroso se genera del abuso de la belleza, poder y/o fortuna, hasta que aprendas y encuentres el equilibrio y entiendas que tienes que seguir luchando por sostenerlo y evolucionar.

Todo viene de la luz y a la luz debe volver.

El ser humano está compuesto de genética y espiritualidad, aunque en menor grado de genética, lo de los cromosomas es real.

El ser humano sí es una mezcla de sus antepasados, acompañado de karma personal, generacional, social y planetario.

El karma de las enfermedades también existe, bajo hipnosis se puede saber de dónde viene el karma.

Joel se despidió de nosotras con estas palabras.

En esta ocasión no pudimos conversar con el resto de los invisibles que se habían hecho presentes, pues ya no tuvimos tiempo, pero en un futuro lo haremos y lo expondremos en otro libro.

Mi propuesta es simple, trabajemos juntos por todo y nada. Todo lo que libere y sane a la humanidad y nada que la enferme y la esclavice. (Luz)

LOVE, JOY & LIGHT
FOUNDATION = LALF

Misión LALF

LALF tiene la misión de educar a la gente para el conocimiento de la maravilla de la vida, impartiendo enseñanzas que colaboren con el desarrollo humano y así contribuir con amor y compasión a la aceptación del entorno, al crecimiento espiritual, la sanación y la felicidad de la humanidad.

LALF es una fundación sin ánimo de lucro que presta sus servicios a todo ser humano sin importar, raza, sexo, orientación sexual, status social, credo o religión o cualquier situación particular.

LALF no está afiliada a ninguna secta, religión, partido político, logia, organización, ni institución, LALF no hace parte de controversias, no respalda ni se opone a ninguna causa.

LALF está aquí para apoyarte. Si estas interesado en asistir a los talleres y eventos de LALF por favor envía un mensaje al contacto.

Contacto: hipnosishouston.com

REFERENCIAS CITADAS
EN EL TEXTO

Echart Tolle (2006) "A new Earth", Penguin Group, (USA) Inc. 375 Hudson street New York, New York 10014 U.S.A.

http://www.slideshare.net/mikaelo/religin-y-espiritualidad-8578822

AVISO

Todo lo que aquí está escrito, es tan real o más que la realidad que nos rodea, sin embargo, la información proporcionada no pretende ser un sustituto de consejo médico profesional, diagnóstico o tratamiento. Nunca ignore el Consejo médico profesional o demore en la búsqueda de ayuda.

Uno de los objetivos de este libro es motivarlo a que use su discernimiento para buscar ayuda y alentarlo a que siempre verifique que cualquiera que sea la ayuda que decida obtener, provenga de fuentes que estén basadas en el profesionalismo, la ética y el amor a la humanidad.

La hipnosis y toda la información que aquí se provee no está en contra de la ciencia, por el contrario está a favor de que se hagan investigaciones científicas más avanzadas que nos ayuden a encontrar la profundidad de las causas y curas de las enfermedades y dolencias del ser humano.

AGRADECIMIENTOS

Gracias a Dios por el amor infinito que nos provee, por permitir este reencuentro y usarme como instrumento para que este mensaje llegue a la humanidad.

Gracias a Joel por darme el privilegio de trabajar con él bajo su liderazgo, por ser mi guía, por su amor incondicional, por compartir su esencia, el amor y la luz con la humanidad.

Gracias a Janny Chávez por compartir sus talentos y su historia, siendo valiente enfrentando sus miedos y colaborando así a que otros se identifiquen con su historia y puedan inspirarse a buscar un camino de sanación y libertad.

Gracias a Jorge Vásquez maravilloso dibujante que diseño las ilustraciones del libro.

GLOSARIO DE TÉRMINOS

Alquimia: antigua ciencia surgida en el s. I d. C. en Egipto y practicada en Europa hasta el s. XVI aproximadamente, que se basaba en la experimentación sobre las transformaciones de la materia en la especulación filosófica, se ejercía de manera oculta y secreta; fue la antecesora de la química moderna.

Elementales: los elementales son seres del mundo espiritual, conectados directamente con los cuatro elementos (de allí su nombre) que rigen al planeta tierra: agua, tierra, aire y fuego. Descritos por primera vez en las obras de Teofrasto Paracelso.

La transmutación: es un término relacionado con la alquimia, física y química que consiste en la conversión de un elemento químico en otro, también se refiere a la transformación de una persona o cosa.

Visir: termino Árabe, en un contexto histórico Islámico, un cargo equivalente al de ministro, asesor o valido de un monarca.

VEV Vida entre vidas: profundo estado de trance donde puedes conectarte con tu propia alma, tus guías espirituales que te puede ayudar a tener acceso a entender la inmortalidad del alma.

Devas: los devas en el esoterismo los consideran seres superiores o etéricos de varios tipos, también llamados espíritus de la tierra. Según el pensamiento esotérico, los devas habitan y gobiernan los objetos naturales como arboles, ríos, montañas, plantas o minerales y apoyan la evolución del planeta.

Hada: un hada es una criatura fantástica y etérea, personificada generalmente en forma de mujer hermosa, que según la tradición son protectoras de la naturaleza, producto de la imaginación, la tradición o las creencias y perteneciente a ese fabuloso mundo de los elfos, gnomos, duendes, sirenas y gigantes que da color a las leyendas y mitologías de todos los pueblos antiguos. Se puede provocar el contacto con ellas desarrollando la visión etérea según las leyendas. La mayoría de ellas se representan con alas.

Libros akáshicos: los Registros Akáshicos son una base de información ilimitada, que contiene absolutamente todo desde el principio de los tiempos, desde el principio de la vida y de toda vida. Es el conocimiento pasado, presente y posibilidades de futuro de todas las cosas.

Siendo así, también contiene por supuesto toda la información sobre nuestras vidas: cada palabra, cada pensamiento, cada emoción, cada acción de cada uno de nosotros a lo largo del tiempo. Contiene todas las posibilidades de nuestro desarrollo futuro, virtudes, misiones y dones.

GALERÍA DE ILUSTRACIONES

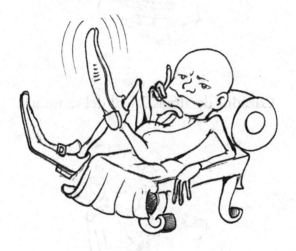

Cazador de alma 1 (El sabio)

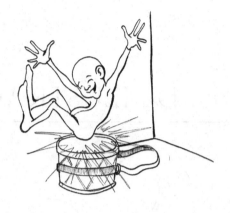

Cazador de almas 2 (El del tambor)

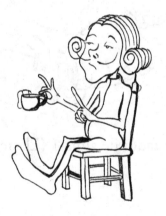

Cazador de almas 3 (El aristócrata)

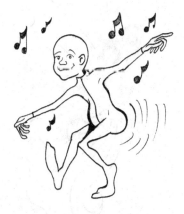

Cazador de almas 4 (El bailarín)

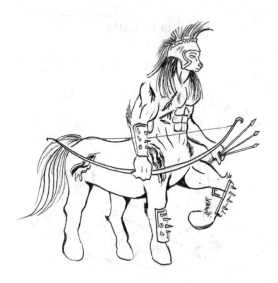

Ergus el centauro

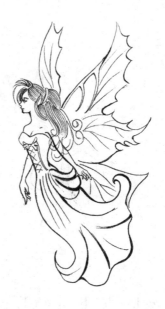

Lía el hada

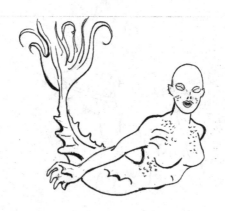

Una sirena

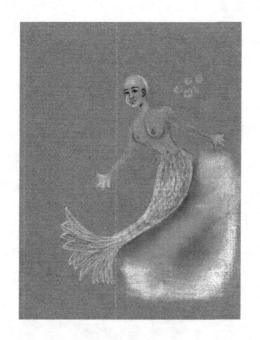

Otra sirena

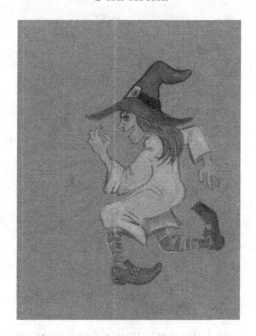

Ms. Ginot

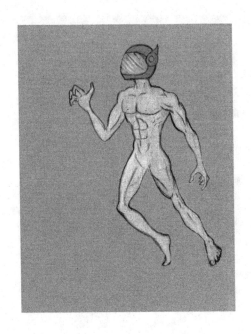

Amed el habitante de la luna

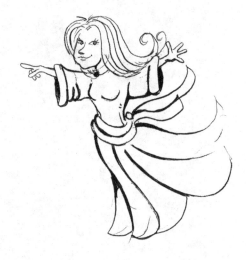

Zia la maga (un personaje de mi próximo libro)

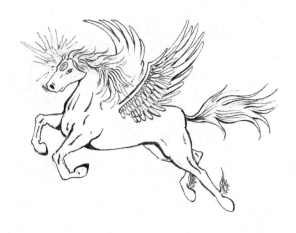

Un caballo Talcel de la dimensión de Talcels
(personaje del próximo libro)

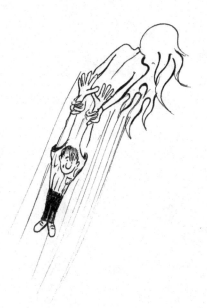

Un cazador de almas en acción